# 脳死・臓器移植　Q&A50

# 脳死・臓器移植
# Q&A50

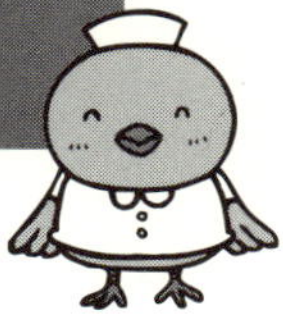

ドナーの立場で“いのち”を考える

山口研一郎 監修

臓器移植法を問い直す市民ネットワーク 編著

海鳴社

# はじめに

改定された「臓器移植法」が私たちの暮らしのなかで動きはじめました。二〇一〇年七月一七日の改定臓器移植法施行から二〇一三年一月一六日までの約二年六か月間に、脳死下での臓器摘出が一二〇例行われました。このうち本人の意思が不明なまま家族の承諾だけで臓器摘出されたのは九七例ありました。家族に脳死判定と臓器提供の決断を求めるのは、命の線引きを家族に強いることです。脳死判定基準を満たしても心臓は動きつづけ長く生存している人がいますが、そのことは広く知らされているのでしょうか。ドナーカードだけでなく、健康保険証や免許証にも臓器提供意思表示欄が設けられていますが、記入する前にどれだけの正確な情報が伝えられているでしょうか。一度限り一つしかない一人一人の大切な〝いのち〟の問題です。あなたにとってもご家族にとっても後悔がないように、また臓器提供意思表示欄を前に迷ったときの参考にもしていただきたいと、本書を編集いたしました。

あなたは「脳死」という状態の患者さんに会ったこと、接したことはありますか。

あなたは「脳死」からの臓器摘出が、どんな手順で行われるのかを知っていますか。

厚生労働省や（社）日本臓器移植ネットワークが作成しているリーフレットやパンフレットが、すでに何千万部も配布されています。そこには臓器移植を受けた患者（レシピエント）の紹介や臓器移植を推進するための説明が掲載されていますが、臓器を提供することによって亡くなる側の患者（ドナー）の姿については一切書かれていません。

「脳死・臓器移植」とは、臓器を提供するドナーがいてはじめて成り立つ「医療技術」です。重篤な状態にあるレシピエントとドナーの二つの命を天秤にかけて、どちらかの命を選択するわけです。命に軽重をつけていいのでしょうか。法律に基づいた脳死判定により死亡が告げられるとき、心臓は動いているのです。「回復しない」との診断によって、なぜ温かい体のなかで拍動する心臓をもつ人に死亡宣告をしてよいことになるのか、大きな疑問を感じます。

臓器移植は、心臓や肝臓や腎臓などの臓器が機能不全となったとき、命を助けるためには他人の新鮮な臓器と取りかえるしかない、と考えだされたものです。でもその臓器はどこから来るのでしょう。臓器移植に使える新鮮な臓器が空から降ってくるわけもなく、血液の循環がある生きている人からしかもらえません。死んで冷たくなった死体に新鮮な臓器は存在しないのです。

自分の臓器を提供することで臓器不全の人たちが助かるなら、自分が死んだら使ってください、そう考える人もいるでしょう。でも、本当に死んだ状態で臓器が摘出されるのか、「脳死」は人の死なのか、科学的な根拠は明らかにされていないのです。

そのうえ、この法律によって命と生活が脅かされている人がいます。もっと慎重に考えるべきではないでしょうか。命を救うためにと提出された法律が、他の誰かの命を奪い、人権を侵害するならば、私たちはそんな法律は廃止するべきだと考えています。

本書では、厚生労働省のパンフレットでも触れられず、マスコミでもあまり報道されることのないドナーの立場から、「脳死」「臓器摘出」「臓器移植」の問題点を考えます。ドナーとされる側の患者の命に向き合い、素朴な疑問に回答する形式で私たちの考えを記しました。


「脳死って人の死ですか」

「子どもの脳死と大人の脳死は違うのですか」

「脳死という言葉はいつから使われるようになったのですか」

「脳死の人が感染症にかかっても、自分の免疫力で回復するって本当ですか」

「脳死とされる女性が、赤ちゃんを産むこともできるのですか」

「脳死の人から臓器を摘出するとき、麻酔をかけるのですか」

「救急医療が万全なら脳死にならなかったのでは？」

「移植をしたら本当に健康になれるのですか」

「法律で何が変わったのですか。臓器移植法は命を助ける法律ですか」

「外国では虐待された子どもの臓器も取られているのですか」


などの疑問から、五〇の項目を立てています。

〝死んだら終わり、脳死は死だろ？　オレの臓器、適当に使ってくれていいよ〟というあなたにこそ、読んでもらいたい、一緒に考えてほしいと願っています。

まず最初に、お二人の「脳死に近い状態」と診断されたお子さんのお母さんから寄せられたメッセージを紹介します。このメッセージから本当の「脳死」の姿を想像してください。改定された「臓器移植法」がドナーとされる人の家族にどのような影響を与えるのか、読みとっていただきたいと思います。

◆初版第2刷発刊にあたって（二〇一三年二月）
二〇一一年一〇月に発刊した本書を今回増刷することになりました。増刷にあたり、二〇一二年までの法的脳死判定事例数、臓器移植事例数、海外での脳死からの回復事例他、新しい情報や論文等も加えて再考し、一部改訂いたしました。

## 中村暁美さん

長女・有里ちゃん（第四子）は、二歳八か月のとき、風邪から痙攣を起こし「脳死に近い状態」と診断される。有里ちゃんは、四歳五か月までの一年九か月間、長期に生存。テレビ愛知開局二五周年記念特別ドキュメンタリー番組「この子は生きている——長期脳死児と共に生きる家族」で紹介され、二〇〇八年六月の衆議院厚生労働委員会・小委員会では参考人として意見陳述。二〇〇九年一一月、岩波書店から『長期脳死——娘、有里と生きた一年九か月』を出版、講演活動も行っている。

### 「脳死」の娘と過ごした時間をありのままに伝える

わたしの娘は二歳八か月のときに、突然のけいれんから原因不明の急性脳症になり、脳死と宣告されました。

一年九か月間、自力で心臓は動き、温かく脈打つからだがあり、大きく成長していました。私は、脳死と言われても一生懸命生きている子どもたちを、死んでいる人、いや、まるで物のように扱われることに憤りを感じ、怒りの声をあげてまいりました。

何度も繰り返し、繰り返し、声がかれるほど、死んでなんかいません！　生きているのです！　と言いつづけてまいりました。

でも、脳死は死だと言われる大きな壁を壊すことはできず、超えることもできませんでした。大きな壁はとても頑丈につくられていて、しっかりと守られていました。そのなかで痛感したことは、一部の偏った情報だけで、脳死の子は死んでいるのだと認識している人があまりにも多いこと。それは、脳死の子の情報が少ない、ほとんどないに等しいことが問題ではないかと思ったのです。

今までの社会の流れのなかで、脳死の子どもをもつ家族が公に立つことができない理由があるのでは……それは、「死んでいるのなら、助かる命に臓器を提供してもいい」という声が強く、それがまるで脳死状態でいることが悪いかのように聞こえるからなのです。

違う！　違う！　どんな状態であっても命はみな平等なのだ！　なにより、脳死状態でも死んでなんかいない！　生きています！

この事実を知ってもらわないと、たった一つの尊い命が救われない、助かる命の陰に消される命があることになってしまうと恐ろしくなりました。

たくさんの人に伝えるために、私には何ができるだろうかと考え、本の出版を決断しました。脳死の娘と過ごしたかけがえのない時間を、嘘、偽りなく、ありのままを伝えていけば、きっと死んでいるなんて言えないにちがいないと思ったからです。

そして、新しい法律が決まった直後から、さまざまなところから「脳死の子の状態を教えてほしい」と言われるようになったのです。

現在までに約二五か所で、二〇〇〇人以上の人に伝えてきました。素人のつたない話ですが、聞いてくださった方々は、皆、「脳死は死だと思っていたが、生きている」「自分の周りの人にもどんどん脳死は死んでいないのだと教えていくから」と言ってくれます。「今まで自分は何も知らなかった。知らないことがとても恐ろしいことに繋がってしまうということに気づいた」と驚愕されます。

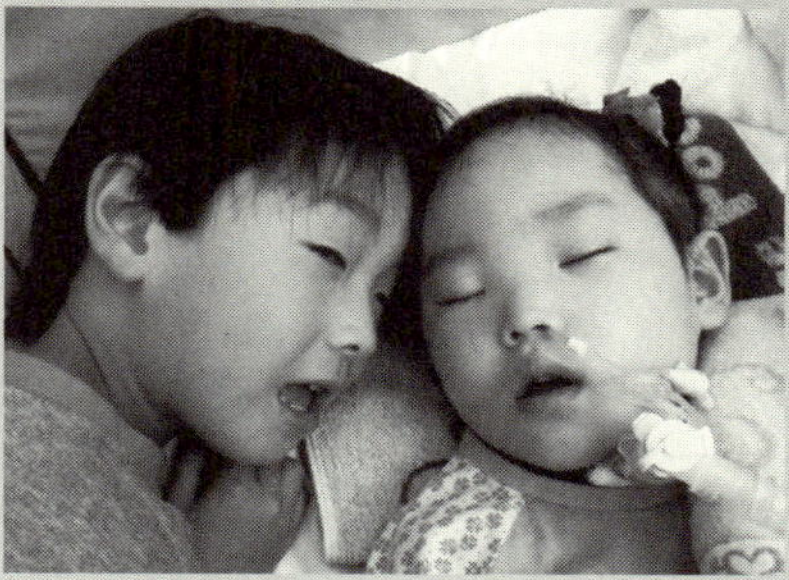
お兄ちゃんと有里ちゃん。

法律が決まってしまい、社会の流れがさらに大きく変わっていくことでしょう。でも私は変わることなくこれからも脳死の子どものことを、たくさんの人にお伝えしてまいります。小さなからだを使って遺してくれた娘の多くのメッセージを話しつづけてまいります。

わが子や身内が、ある日突然脳死になってしまったとき、現実を受け入れられるようになるまでに相当な時間が必要なのです。短時間で決まるようなものではありません。そしてその時間は、二度と取り戻すことなどできないのです。あとになって後悔をして泣くお父さん、お母さんが一人でもあってはなりません。脳死の子どもの情報を、たくさんの人に知らせていくこと、ありのままをお伝えすることが脳死の子どもを守ることになることだと信じています。

ぜひ皆さまには、理屈なしに精一杯生きた脳死の子がいたこと、現在も生きている脳死の子どもたちがいること、そこには平等な命があるということをどうか忘れないでいただきたいです。

そしていつか、大きな壁を超える日が来ることを願いながら、ともに頑張っていきましょう。

〈臓器移植法を問い直す市民ネットワーク編『私たちのメッセージ集』〈二〇一〇年七月一七日発行〉より〉

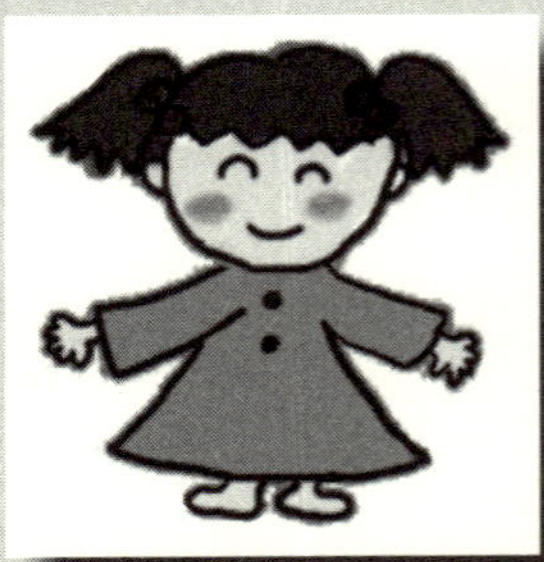

好きだったお兄ちゃんが描いた有里ちゃんです。いつも有里ちゃんと家族は一緒です。

## 西村理佐さん

長女・帆花《ほのか》ちゃんは、二〇〇七年一〇月、へその緒の動脈断絶による重度の仮死状態で誕生。生後二〇日目に「脳波は平坦、脳幹も含め脳機能喪失、今後目覚めることはない」と診断される。気管切開手術を受け、二〇〇八年七月、生後九か月時から在宅生活を開始し、現在に至る。二〇一〇年二月、エンターブレイン社から『ほのさんのいのちを知って――長期脳死の愛娘とのバラ色在宅生活』を出版。訪問看護師やヘルパーの在宅支援を受けながら帆花ちゃんを育て、夫の休日には地域や大学で講演活動も行っている。

改定臓器移植法施行にあたっての市民ネットワーク記者会見での発言

### 帆花は、帆花の人生を生きており、「治るいのち」に劣るものではありません

「いのちは大切なものである」というのが一般的に社会通念としてあります。私のなかにもありました。

しかし、出産のときの突然のことで、生まれながらにして脳死に近い状態となった娘の帆花を授かったことで、私は「いのちの大切さ」などわかっていなかったと、明日で

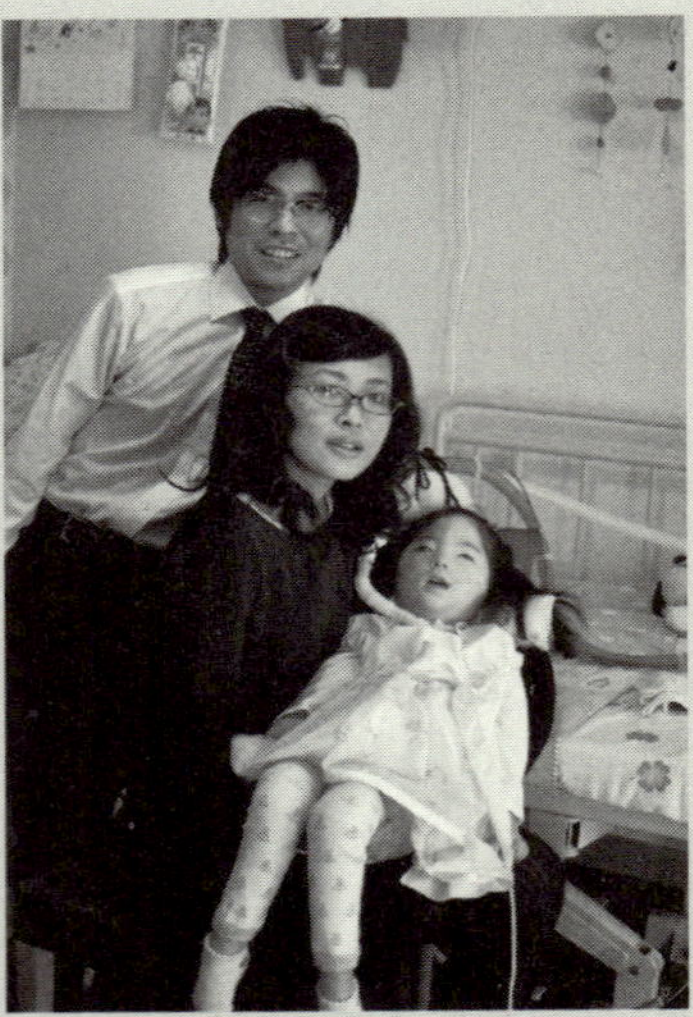

帆花ちゃんとお母さんとお父さん。

二歳と九か月になる帆花と過ごして、感じるようになりました。

「脳の機能を失った子どもの人生」を毎日見てハッキリと言えることは、それは哀れむべきものでもなく、不幸なものでもなく、ただそういう運命にあったということであり、私の母としての人生も、また然りです。

私は毎日、帆花と心を通わせながら、幸せな育児に励んでいます。この脳死・臓器移植の問題を、他人事と受け止めている、日本の大半の健康なご家族たちと、私たち家族は、何ら変わりなく、それはつまり、みなさんのお子さんやご家族が、明日、脳死と呼ばれる状態になるかもしれないということです。

そもそも、帆花と私たち家族に、臓器提供の意思はありませんので、帆花は「脳死の子」でも何でもない、まったく関係のない子です。立法者も「拒否する権利があるので問題ない」と言います。

しかし、「拒否できる」というのは、はじめに「提供すること」が大前提としてあるということです。私たちの実体験からしてみても、家族が緊急の事態になったときに、医師から提供の話をされるということは、「選択肢」の提示ではなく、「誘導」となってしまうというのが、患者家族の心理であると思います。

この法律が本当に「大切ないのちを救うため」のものであるならば、なぜ私たち家族はこんなにも苦しめられ、脅かされるのでしょうか。

この「改正」法施行を始まりとして、帆花のようないのちは、社会的に葬られてしまうばかりか、実際に必要な医療を受けられずに「生きる権利」を奪われていくことになるのではないかと危惧します。

帆花は、帆花の人生を生きており、「治るいのち」に劣るものではありません。私たち家族のこの苦しみとスクスクと育つ帆花の「いのち」の輝きから、どうぞ、目をそらさないでください。

脳の機能を失った子どもも、心臓を患う子どもも、風邪を引いた子どもも、元気な子どもも、子どもたちみんなが手を繋いで幸せに暮らすことのできる世の中をつくることが、私たち大人の責任であり、子どもの人権を守ることであると考えます。

（二〇一〇年七月一六日）

# もくじ

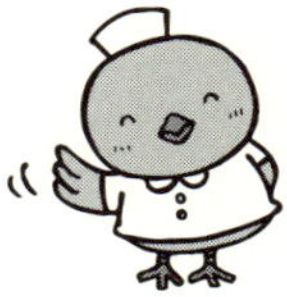

イラスト：mappy
写真提供：一一頁＝中村暁美、一四頁＝西村理佐
Q47＝人工呼吸器をつけた子の親の会（バクバクの会）

## ◆そもそも人間の「死」とは……

# Q1 私たちは身近な人の死をどのように受け容れてきましたか

死とは、息をしていない、脈がない、目に光をあてても瞳孔は開いたままで反応しない、体は動かない、だんだん冷たく硬くなっていく、そんな状態です。その状態を、時間の経過とともに実感としても受け容れていく、これが脈々と繰り返されてきた「人の死」です。

近代になってから、いわゆる死の三徴候（呼吸が止まる・心臓が止まる・瞳孔が開く）をもって医師が死亡宣告をするようになり、それは慣習として定着してきました。

生物学としての人の死は「生命活動の不可逆的停止」、あるいは「心停止から始まり、生命現象がすべて失われ、腐敗する状態へのプロセス」です。社会的には周りの人たちとの別れを意味し、法律的には人としての権利を失うことになります。

私たちは皆、必ず「死」を迎えます。しかし、どのように死を迎えるかは誰にもわかりません。安らかに死ぬ大往生かもしれないし、ときには原因のわからない死もあります。どんな形であれ、「死」は誰の目にもその状態が疑いのないものでなければなりません。

## Q2 「三徴候死は人の死」とされていますが、その根拠は何でしょうか

私たちは、食物から栄養を摂り、不要な老廃物は体外に排出します。呼吸をして酸素を取り入れ、二酸化炭素を排出します。外からの刺激に反応し、異物を排除し、体内の状態を一定に保って適応します。そして、子孫を残そうとします。これらの生命現象がすべて失われ、元に戻らないと確信できるときが死になります。この死の始まりを、心臓の拍動が停止してふたたび動くことがない状態（心停止）、あるいは「心臓の拍動の停止」「呼吸の停止」「瞳孔の散大（脳の機能停止）」という三つの徴候が揃った状態をもってとらえてきました。心停止や死の三徴候が揃った状態が継続すると、全身への血液循環が停止し、体が冷たくなって腐敗しはじめるからです。心臓の拍動が不可逆的に停止する心臓死も死の始まりです。

人間は死体の埋葬を行うため、決して間違いのない死の判定方法を必要としました。遺産相続などの関係から、権利喪失の時期を確定させるためにも死亡時刻を明確にすることが求められます。このため、生命現象の復活がないと判断される三徴候死が採用されてきました。

コラム

## 死体が子どもを産む？　それとも死亡宣告が便宜的？
## ——心臓死・脳死母体からの出産の意味

東邦大学医学部産婦人科教室の百瀬和夫氏らが1973年～1983年の世界の文献を調べたところ、母体死亡後（心停止直後）に帝王切開で生まれた出産例が171例（他に死産が75例）あり、そのうち母体死亡から30分以上経過後にも3例の出産例（3例とも退院時健康）が報告されているそうです（『医学の歩み』127巻9号、1983年、pp.935～939）。

竹内一夫氏（杏林大学）は、1982年から2001年の間に欧米諸国および日本であわせて14例の脳死出産成功例が知られている、記載の明らかな11例はすべて帝王切開、としています（『産婦人科の世界』54巻6号、2002年、pp.551～558）。妊娠週数が短い場合には、胎児が成長するのを待つために、脳死妊婦の生命維持（最長107日）が行われました。この他にも新潟大学からは、帝王切開に家族の同意が得られず、経膣分娩で1430グラムの女児を出産した26歳の脳死妊婦例が報告されています（『産婦人科治療』50巻1号、1985年、pp.125～128）。

こうした出産例を、“死者が子どもを生むこともあるんだ”と理解すべきでしょうか。子どもが生まれること、つまり生命の連続性は、生命現象のなかで最も重要な現象です。

胎児成長のための生命維持が可能だった脳死はむろん、心臓死も、確実な生物の死とは異なります。「便宜的な死亡宣告」と「全細胞死のプロセス」の間に起こったことが、脳死者や心臓死者の出産例である、このように理解するほうが自然です。

# Q3 火葬や解剖、献体が行われるのはどんなときですか

火葬や解剖、献体は人が死んだあとの遺体に対して行われるものです。「脳死」の状態では火葬も解剖も献体も行われることはありません。死後の「遺体」ではないからです。

人は亡くなると埋葬されます。日本では火葬して遺骨を墓地に埋蔵するのが一般的ですが、遺体を埋葬（土葬）する場合もあります。最近では山や海に散骨する人もいます。

火葬や埋葬（土葬）は「墓地、埋葬等に関する法律」で「死亡又は死産後二十四時間を経過した後でなければ、これを行つてはならない」と定められています。それは死亡宣告のあとに、周りの人たちが「死んだ」と思っていても、万が一「息を吹き返すかもしれない」からです。必ず間違いのない状態で埋葬されなければいけないのです。

解剖は死亡後の遺体に対して行われます。病理解剖、司法解剖、行政解剖があります。

病理解剖は、主治医から亡くなった患者さんのご家族に申し出、承諾を得て行われます。診断や治療効果、直接の死因など、病気の解明と医学の研究のために行われるものです。病

理学の医師が行い報告書が提出されます。日本では年間約二万件の病理解剖が行われています。

司法解剖と行政解剖は、異状死体に対して行われる死因究明のための解剖です。監察医あるいは大学の法医学の医師が行いますが、必ずしも遺族の承諾を必要としません。死体検案書あるいは鑑定書として解剖結果が提出されます。

司法解剖は、犯罪が疑われる場合で刑事事件の処理を目的にしています。行政解剖は、司法解剖と病理解剖以外のものです。孤独死や自殺、交通事故、熱中症、食中毒、一酸化炭素中毒、突然死、感染症……などで死因が明らかでない死体の死因究明のために行われます。老年人口の増加とともに、行政解剖の件数は大幅に増えています。

献体とは、医師や歯科医師をめざす学生が受ける医学教育（解剖学実習）のために、自分の死後の遺体を提供することです。献体を希望する人は生前に登録し、家族の同意も得ておかねばなりません。登録した人が亡くなったとき、遺族が大学病院に連絡し遺体を提供します。死後四八時間以内に提供するよう求められているので、遺体のない通夜・告別式になることがあります。最近では登録者が増加し、登録の受付を見合わせる大学もあるようです。

# ◆「脳死」について

# Q4 「脳死」とはどういう状態ですか

「脳死」とは、脳に重大な傷害を受けて、脳全体の機能が停止し回復しない、ほどなく心停止に至るだろう、と予告された状態です。その原因には、事故や虐待による頭のケガ、窒息、溺水、急性の脳症、出血や梗塞による脳血管障害などがあげられています。

自発呼吸はできないので、人工呼吸器をつけて呼吸し循環機能を保ちますが、心臓は動きつづけています。つまり、脳の働きが失われても、体の他の部分には血液が流れ、生きているのです。

「脳死」と診断された患者は、体温があり触れると温かく、血が通っています。爪も髪の毛もヒゲも伸び、涙を流し汗をかき排便をします。子どもの脳死患者は身長や体重も増え成長し、第二次性徴を迎えた人もいます。脳死妊婦の胎児は大きくなり、帝王切開で赤ちゃんを産むことができます。自然分娩で産んだ妊婦もいるのです。触れると手足を動かしたり、「ラザロ徴候」という胸の上で両手を合わせ、祈るようなしぐさを繰り返す患者もいます。この状態を「死んでいる」とは決して言えません。

実際には、脳死と判定されてから心臓死に至るまでの時間は長くなる一方で、対象外の患者を脳死判定してきた疑いも浮上しています（Q17参照）。そして、脳死と判定された後に回復した人もあり（Q19参照）、脳死判定の確実性について疑問が拡大しています。

＊＊＊＊＊＊＊＊＊＊＊＊

交通事故で「脳死」状態と診断され三九日間生きた娘を看取った関藤泰子さんは「脳死」の状態と心臓死後の違いを以下のように語っておられます。

「ただ眠っているだけかと思い、いつかは目を覚ましてくれるはずと信じていました。亡くなるというのは本当にいなくなることなんですね。嵐のようなあの三九日間。……手首のドクドクとした脈拍。それなのに亡くなった後のあの冷たさ。氷水に手をつけても、あの冷たさには及ばないと思います」

『有紀ちゃんありがとう』（山口研一郎・関藤泰子著、社会評論社、一九九七年「増補改訂版」）より

# Q5 「長期脳死」とは何ですか。「長期脳死は脳死とは違う」と言う人がいますが、本当ですか

脳死と判定されても、その後三〇日以上、心臓が動き、生きつづける状態を「長期脳死」と言います。二〇〇〇年に発表された旧厚生省研究班の報告書で定義されました。

大人の事例もありますが、とくに子どもの場合は脳死と判定されても、すぐに心停止には至らずに、「長期脳死」になりやすいと言われています。脳死判定基準（詳細はQ13参照）を満たした「長期脳死」の子どもは確実に存在し、そのことは「脳死と判定されたら死である」ことを否定する最も明確な証拠です。

それゆえ、移植を推進する立場の医師のなかに、虚偽の発言をしてまでその存在を否定しようとする人がいます。

「長期脳死」の患者は、人工呼吸器をつける以外にはまるで眠っているように見えます。肌は温かく、赤みを帯びています。食べ物を噛んだり、飲み込むことはできなくても、チューブにより栄養を補給すれば自らの力で消化・吸収し、おしっこやうんちもします。そ

ればかりではなく、身長も伸び、髪の毛も伸びて、歯も生えてきます。感染症にかかっても一般的な治療と自らの免疫力で回復もします。このように、とても「死んでいる」とは言えない状態が長期間続くのです。このような状態になる子どもは少なくありません。

左記の手記は「脳幹部を含む脳死状態」と診断されて、その後長期間生存したお子さんのお母さんが寄せてくださったメッセージです。一部を紹介します。

**＊＊＊＊＊＊＊＊＊＊＊＊＊＊＊＊＊＊＊**

## 私の娘

大阪府S

私の娘は先天性ミオパチーという筋肉の難病をもって生まれてきました。出生時より呼吸状態が悪かったため、気管切開をし人工呼吸器を使用しながら生活していました。NICUで約一年過ごし、命の危機を乗り越え、在宅医療に移行した頑張り屋の娘です。一生治らない病気はもっていたけど、とても元気で自分の意思もしっかりもっていて、毎日大好きなアイドルのDVDを見たりしてお家で楽しく過ごしていました。

二歳の誕生日前のある日、人工呼吸器が外れる事故により心肺停止になりました。病院にて蘇生したものの、一時間近く脳に酸素がいかない状態が続いたため、娘の意識が戻ることはありませんでした。医師の診断では『脳幹部も含む脳死状態』であると言われました。もって二～三日の命と。（中略）三日経ち…一週間経ち…一か月経ち…昇圧剤や抗生剤等のたくさんの薬の投与が続いていたけど娘の状態は安定してきました。さらに二か月…三か月と経ち、胃で栄養の吸収ができなかったために中心静脈の点滴が外せなかったことと、脳ヘルニアを起こしてしまってはいたけど、昇圧剤や抗生剤の薬を切ることができました。何度も感染症に罹っては治してきました。（中略）

娘は入院中、大きなリスクがありながらも大好きなアイドルのコンサートに行きました。体温調節がまったくできず、気温が下がると心拍を下げ不安定な状態になっていたのに、年末のとても寒い日に出かけたにもかかわらずコンサートが始まると心拍を上げ、とても楽しんでるように見えました。暖かくなってくると、お花見に行ったり、退院準備のためにお家に帰ってきたりもしました。（後略）

＊＊＊＊＊＊＊＊＊＊＊＊＊＊＊＊＊＊

（臓器移植法を問い直す市民ネットワーク編『私たちのメッセージ集』〈二〇一〇年七月一七日発行〉より）

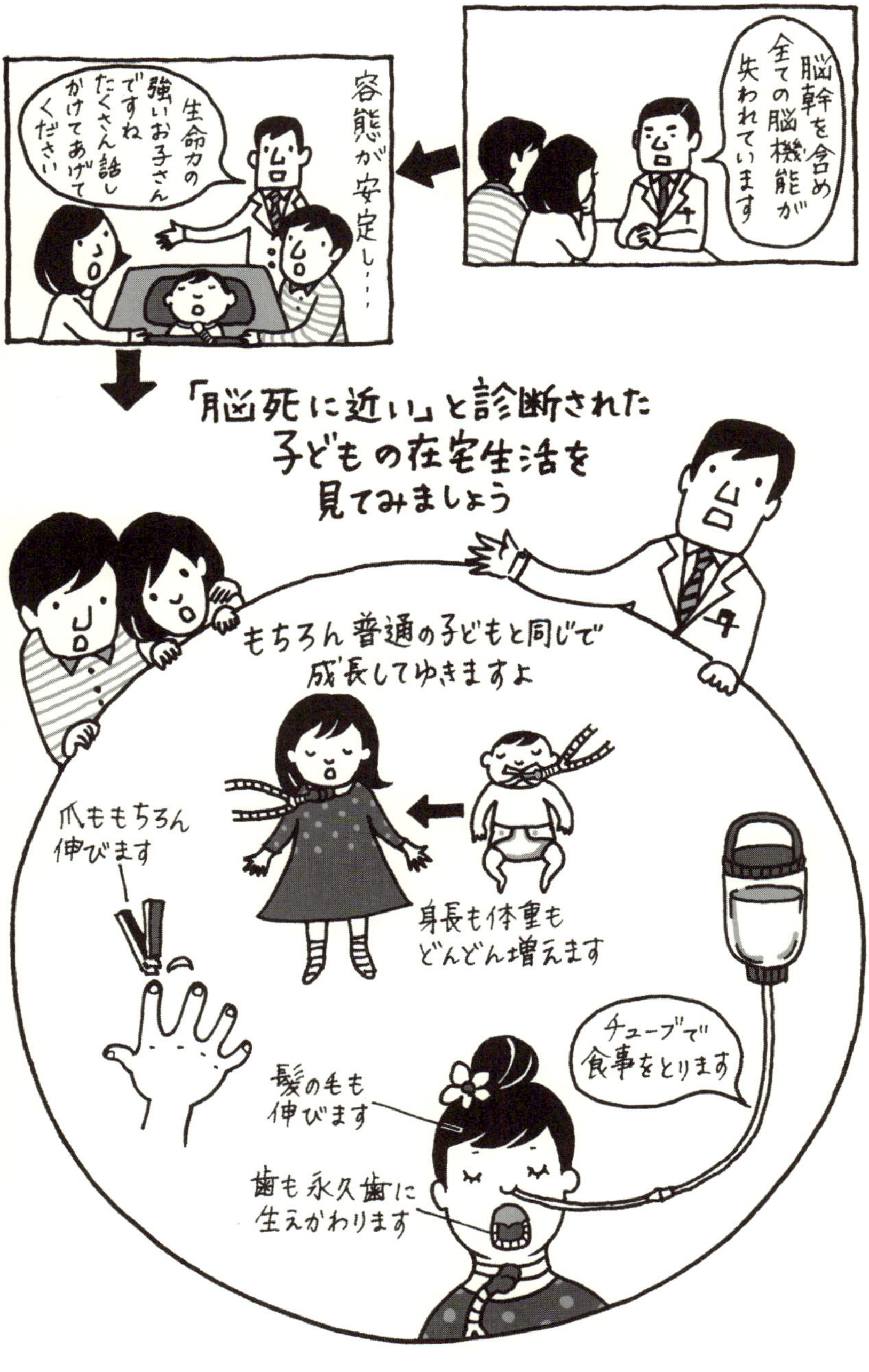

脳幹を含め全ての脳機能が失われています
容態が安定し・・・
生命力の強いお子さんですね たくさん話しかけてあげてください
「脳死に近い」と診断された子どもの在宅生活を見てみましょう
もちろん普通の子どもと同じで成長してゆきますよ
爪ももちろん伸びます
身長も体重もどんどん増えます
チューブで食事をとります
髪の毛も伸びます
歯も永久歯に生えかわります

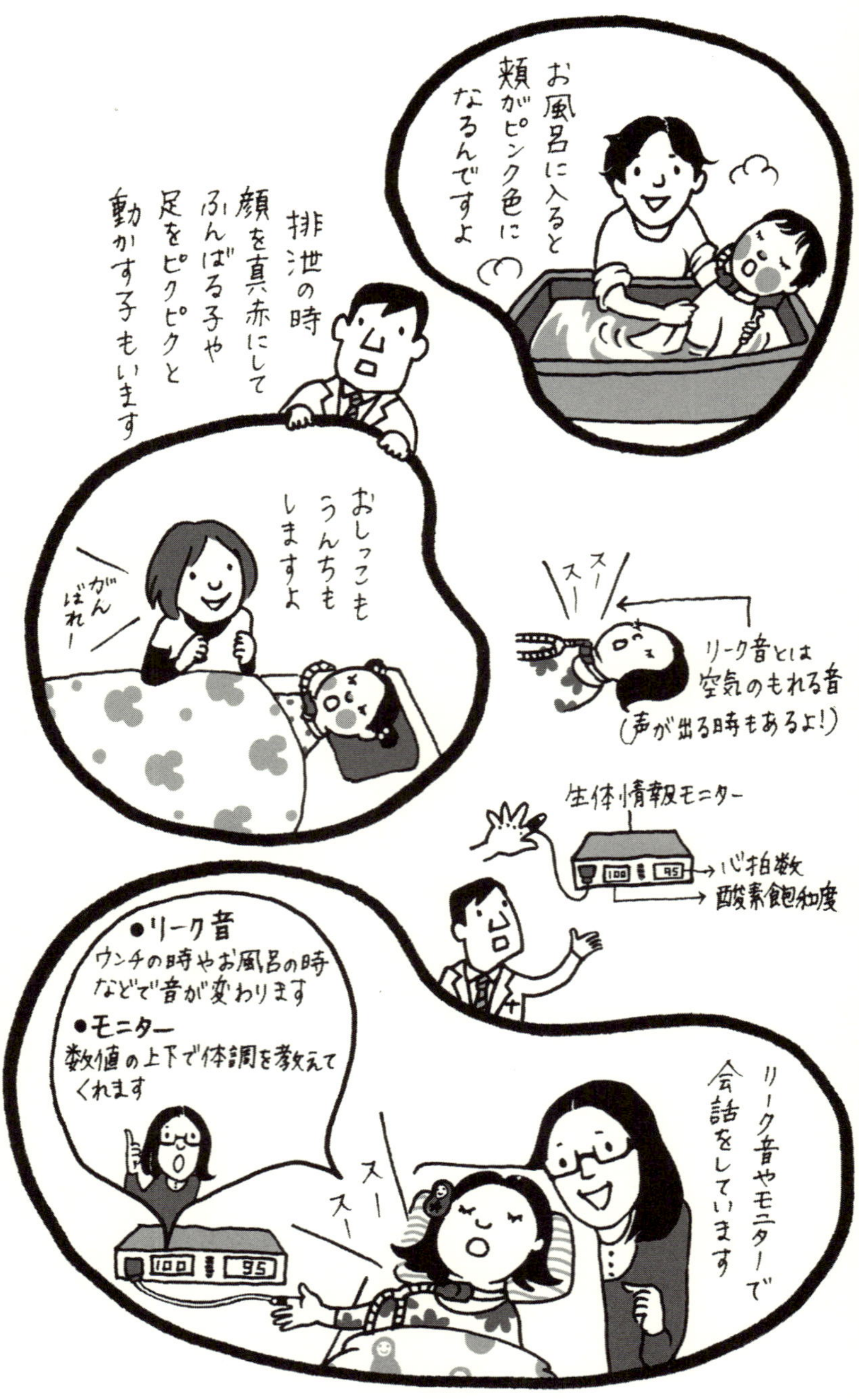

お風呂に入ると頬がピンク色になるんですよ
排泄の時顔を真っ赤にしてふんばる子や足をピクピクと動かす子もいます
おしっこもうんちもしますよ
がんばれー!
スー スー
リーク音とは空気のもれる音(声が出る時もあるよ!)
生体情報モニター
心拍数
酸素飽和度
●リーク音
ウンチの時やお風呂の時などで音が変わります
●モニター
数値の上下で体調を教えてくれます
スー スー
リーク音やモニターで会話をしています

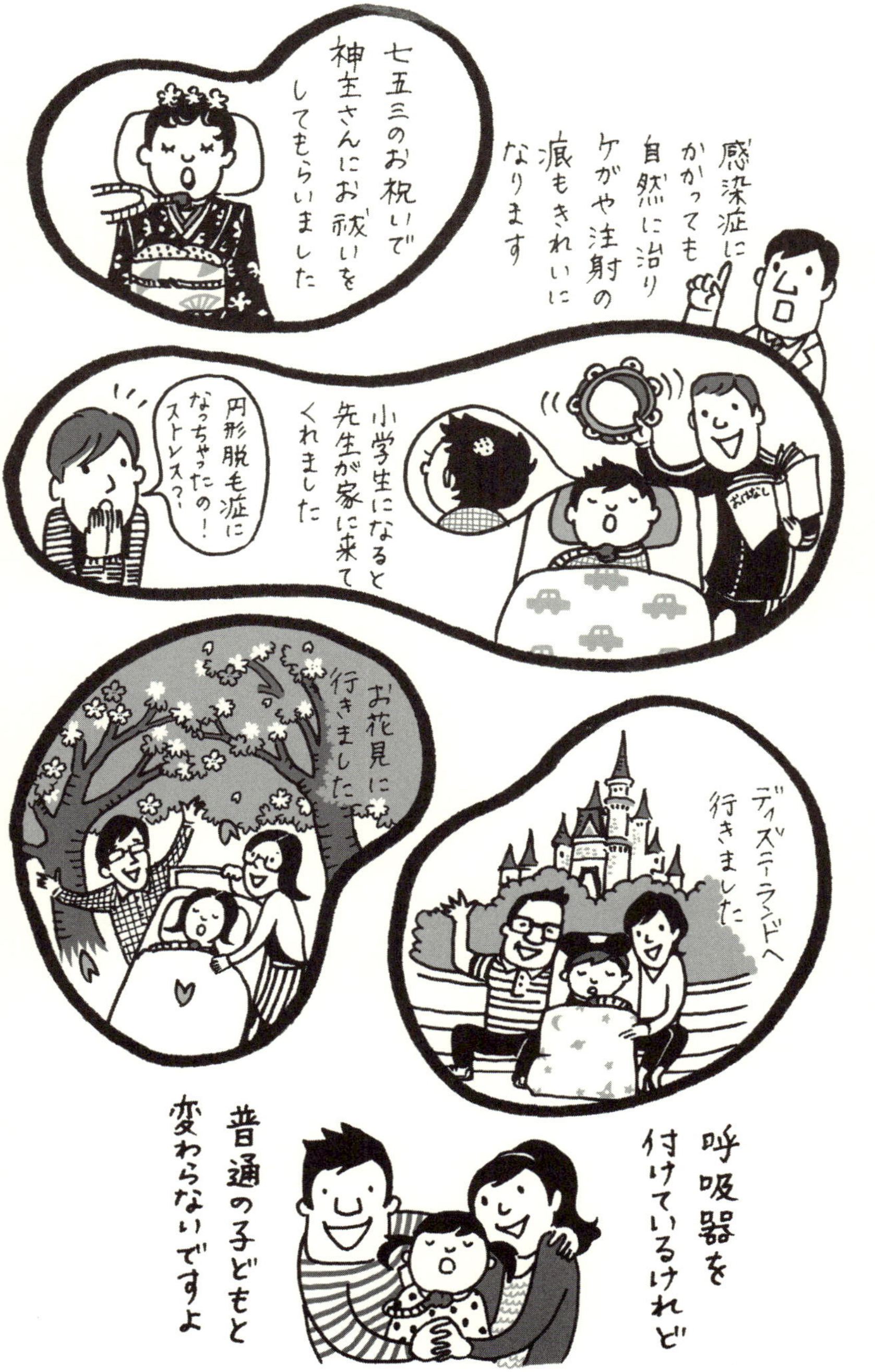

感染症にかかっても自然に治りケガや注射の痕もきれいになります
七五三のお祝いで神主さんにお祓いをしてもらいました
小学生になると先生が家に来てくれました
おはなし
円形脱毛症になっちゃったの！ストレス？～
ディズニーランドへ行きました
お花見に行きました
呼吸器を付けているけれど
普通の子どもと変わらないですよ

二〇〇九年七月二日の参議院厚生労働委員会において、日本移植学会理事長である寺岡慧氏は、「最近報道されているいわゆる長期脳死につきましては、法的脳死判定の基準あるいは小児脳死判定基準を完全に満たしている事例は存在せず、脳死とは言えません」と発言しました。これは事実誤認です。医師であり学会の長でもある人物が、国会で虚偽の発言を行ったのです。

次の二つの資料は、脳死判定基準を満たし、長期に生存しつづけた患者が存在することを示しています。

①二〇〇〇年発表の旧厚生省研究班による報告書（「小児における脳死判定基準に関する研究」）は以下のように明記しています。

・脳死とされる六歳未満の子ども（一三九例）について、無呼吸テストを二回以上実施して小児脳死判定基準を厳格に満たした患児が二〇例。

・そのうち七例（全体の三五％）が長期脳死に。

・その七例のうち四例（全体の二〇％）は一〇〇日以上心臓が動きつづけた。

②同じく二〇〇〇年の『日本救急医学会雑誌』においては、無呼吸テスト二回を含む脳死判定基準を満たし、「三〇〇日以上脳死状態が持続した幼児の一例」が報告されています（『日本救急医学会雑誌』一一巻、二〇〇〇年、三三八～三四四頁）。

無呼吸テストを含む法的脳死判定基準を満たすと死亡宣告がされます。しかし、死亡宣告される子どものなかには、長期間心停止に至らない「長期脳死」の子どもが存在する可能性は十分にあります。改定された臓器移植法は、こうした医学的事実を無視し、長く生存できる可能性のある子どもを「死んでいる」として、その温かい体から動いている臓器を取り出すことを認めてしまったのです。

移植推進の立場の医師から、「長期脳死は定義があいまいなので、使うのをやめよう」という意見があります。これは「長期脳死」の患者の存在を闇に葬り脳死の本当の姿を市民から隠そうとするものであり、決して許されるものではありません。

コラム

**成人の長期脳死例**

大人でも脳死判定基準を満たした長期脳死例が報告されています。

1985年に筑波大学附属病院救急部によって発表された症例（『日本救急医学会関東地方会雑誌』6巻2号、1985年、pp.504～506）では、29歳の妊婦が出産時に脳内出血を起こし、男児を鉗子分娩。緊急開頭手術が行われましたが、術後5日目に自発呼吸消失、瞳孔散大、対光反射消失となりました。第1回の脳死判定、その22時間後に同様の判定基準を満たしたため、脳死と判定されました。しかしその患者はその後も心停止に至るまで46日間も生存しています。

# Q6 「脳不全」ではなく「脳死」という言葉が使われるようになったのはなぜですか

本来は「脳不全」と表現されるべきですが、臓器移植のために「脳死」という言葉が使われるようになりました。新鮮で生きた臓器が不可欠な「移植医療」では、臓器を取りだす患者が死んでいないと殺人になってしまうからです。それまで使われていた「不可逆的昏睡」が、「脳死」という言葉に置きかえられたのです。その経過については四一頁の年表にまとめています。

内臓の機能が失われたとき、心臓なら「心不全」、腎臓なら「腎不全」、肝臓なら「肝不全」という言葉が使われます。けれども脳の機能が失われたときだけ、体の一部の臓器の機能不全を表す「脳不全」ではなく、「脳死」という言葉が使われているのです。

「脳死」という言葉が生まれる前は、脳の機能を失った状態は「超昏睡」とか「不可逆的昏睡」と呼ばれていました。この状態は、人工呼吸器が登場して生まれたと言われています。昏睡状態ですからそれは人の死を意味したわけではありません。人の死と関連させた「脳死」という今日の呼び方になったのは、他でもない臓器移植のためでした。

「脳死」という言葉が初めて使われたのは一九六八年です。アメリカのハーバード大学に「脳死の定義を検討するためのハーバード大学医学部特別委員会」という委員会が作られました。この委員会は、のちに「ハーバード基準」と呼ばれる「不可逆的昏睡」の判定基準を作り、それを「新しい死の基準」として提案したのです。この委員会の委員長（ヘンリー・ビーチャー氏）は「新しい死の基準」を提案した理由を〝移植のために生きた状態の臓器を獲得しやすくすること〟にあったことを認めています。

## 脳死という言葉の出現と心臓移植の関連年表

1950年代　人工呼吸器が開発され、不可逆的昏睡あるいは超昏睡と呼ばれる状態が出現した。

1967年　南アフリカでクリスチャン・バーナード医師による初の心臓移植が行われる。ドナーは交通事故で不可逆的昏睡に陥った20代黒人女性。レシピエントは50代白人男性。その後世界で心臓移植が活発に行われるようになった。日本でも世界30例目となる和田心臓移植が1968年8月に行われた。

1968年　「不可逆昏睡の定義――脳死の定義を検討するためのハーバード大学医学部特別委員会報告」が「不可逆的昏睡」の基準を発表。それを新しい死の基準（脳死）として提案する。

1981年　「アメリカ大統領委員会報告」が脳の有機的統合性論を展開し「脳死＝人の死」とした。

このように、生きている状態であった「不可逆的昏睡」を「脳死」と置き換えて、移植のための新しい死の基準として提案されていきました。

# Q7 「脳死は人の死」ですか。人の死とする根拠は何ですか

「脳死」は決して人の死を表すものではありません。日本の法律では「脳死は人の死」とは定められていません。社会的にも文化としても受け容れられているとは言えません。また、「脳死は人の死」とする科学的根拠はありません。

日本では、一九八五年、旧厚生省の「脳死に関する研究班」(班長：杏林大学竹内一夫教授)が報告書を出し、竹内基準と呼ばれる脳死の判定基準を作成しました。竹内基準は、あくまで医学的な病態の判定基準として提案されたもので、基準を満たしたからといって人の死であると認めたわけではありません。

一九九二年に提出された「臨時脳死及び臓器移植調査会(脳死臨調)」答申の多数派意見が、初めて「脳死は人の死」としました。しかし調査会内部でも「脳死を人の死とする社会的合意はない」との意見が強く、異例のことでしたが、答申には「脳死は人の死ではない」とする少数派意見が併記されました。

脳死臨調答申の多数派意見が「脳死は人の死」とした科学的根拠は、一九八一年のアメリカ大統領委員会レポートで示された論点によっています。それは「脳の有機的統合性」理論と言われるもので、この理論は、

①まず「人の死とは身体の有機的統合性が失われた状態」と定義する。
②脳は司令塔で体のいろいろな部分を統合する機能をもっている。
③脳の機能が止まったら、体を統合する機能が失われ、生命を維持できない。したがって脳の機能が失われた「脳死」は人の死であり、「脳死」になると数日で心臓も止まる。

と組み立てられています。

しかし、脳死と判定されても体温や血圧を維持できるのは、脳が機能していることの証左に他なりません。その状態の人が「身体の有機的統合性」を喪失しているわけがありません。感染症にかかって発熱しても、免疫反応を起こして回復しようとします。事故による傷跡も、注射をされた痕も、自然に治ろうとします。これらは、脳による生命の維持機能が、部分的であることを示していると考えられます。

Q5で述べた「脳死」状態で長期間心停止に至らない「長期脳死」の患者さんが大勢いることで、「脳の有機的統合性」理論が提唱されたアメリカでも、現在は否定されるようになりました。このように「脳死は人の死」とする科学的根拠は崩れています。

# Q8 「脳死」と「遷延性意識障害（植物状態）」の違いは何ですか

意識がなく人工呼吸器をつけている人が「脳死」で、意識がなく人工呼吸器をつけていない人が「遷延性意識障害（植物状態）」と説明されることもありますが、「脳死」と「遷延性意識障害」の違いは白か黒かはっきりと分けられるものではありません。

脳は大きく、大脳・小脳・脳幹の三つに分けられます（図1）。

「遷延性意識障害（植物状態）」とは、考える・感じる・記憶する・話すなどの機能をつかさどる大脳の機能の大部分に障害がある状態、「脳死」とは脳の生命維持をつかさどる脳幹を含むすべての脳の機能が失われた状態、と一般には言われています。脳幹の機能が失われていない「遷延性意識障害」の人は自力で呼吸をすることができ、「脳死」の人は脳幹の機能も失われているので、人工呼吸器の助けがないと呼吸ができないのです。

一方、「脳死」になると機能を失うと言われる脳幹には、体温を調整したりホルモンの分泌に関与したりする間脳（視床と視床下部）や呼吸と循環器の働きに関係する延髄など四つ

図１　脳の概略図

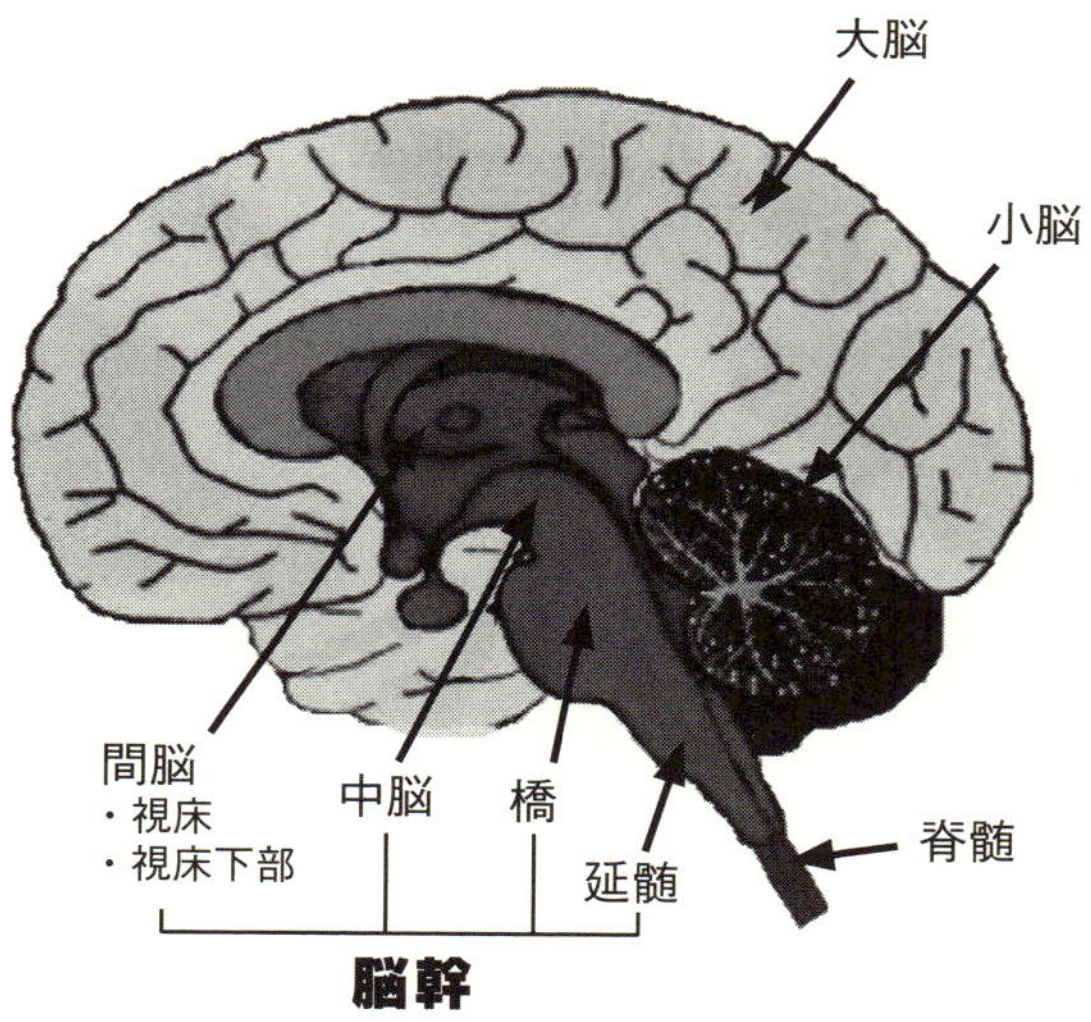


の部位があります。体温を保ち成長し、第二次性徴も迎えることができる状態は、脳幹の機能がすべて失われているとは言えないのです。

「脳死」とか「遷延性意識障害（植物状態）」と診断されても、一人一人の症状はそれぞれに違い、回復力やケアの差も出て、両者を明確に分けることも予後を確実に言い当てることもできません。「脳死状態」も「遷延性意識障害」も重篤な脳障害の状態を便宜的に表す「病態」であり、まだまだ解明されていない領域が多く残っています。人間の体、とくに脳はとても複雑なのです。

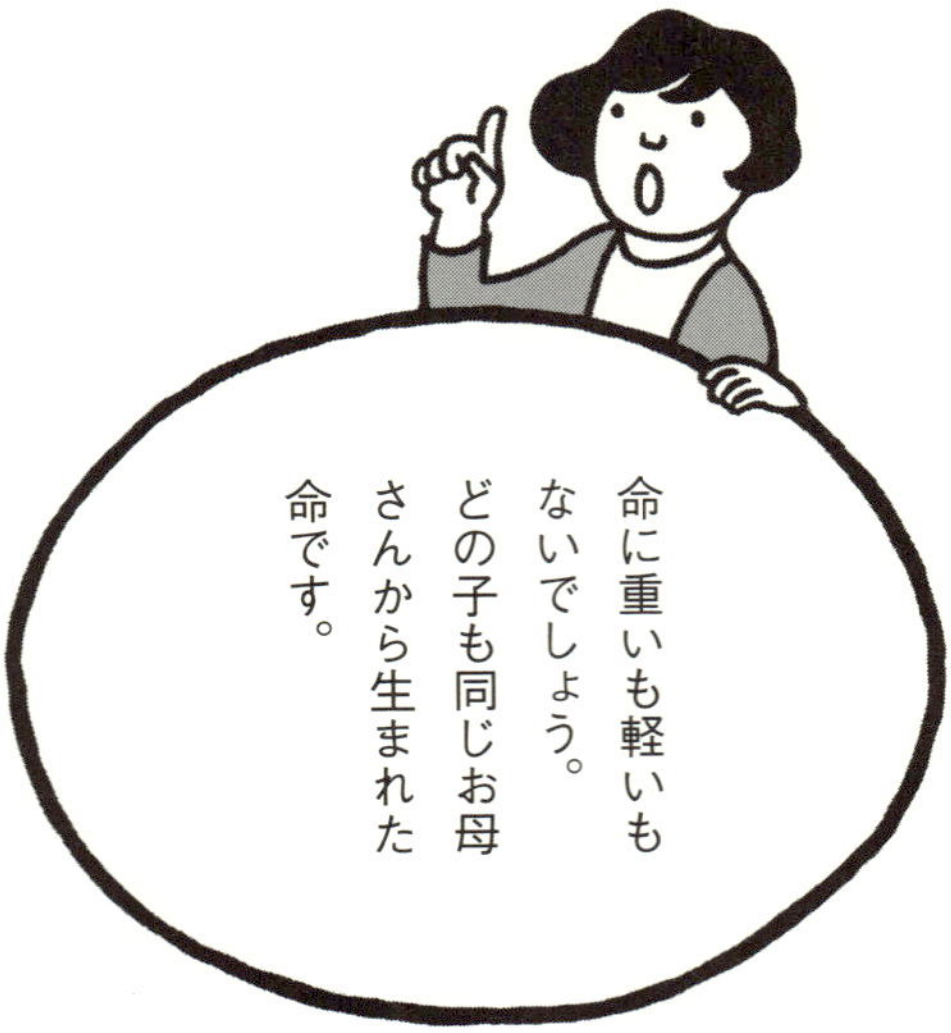
命に重いも軽いもないでしょう。どの子も同じお母さんから生まれた命です。

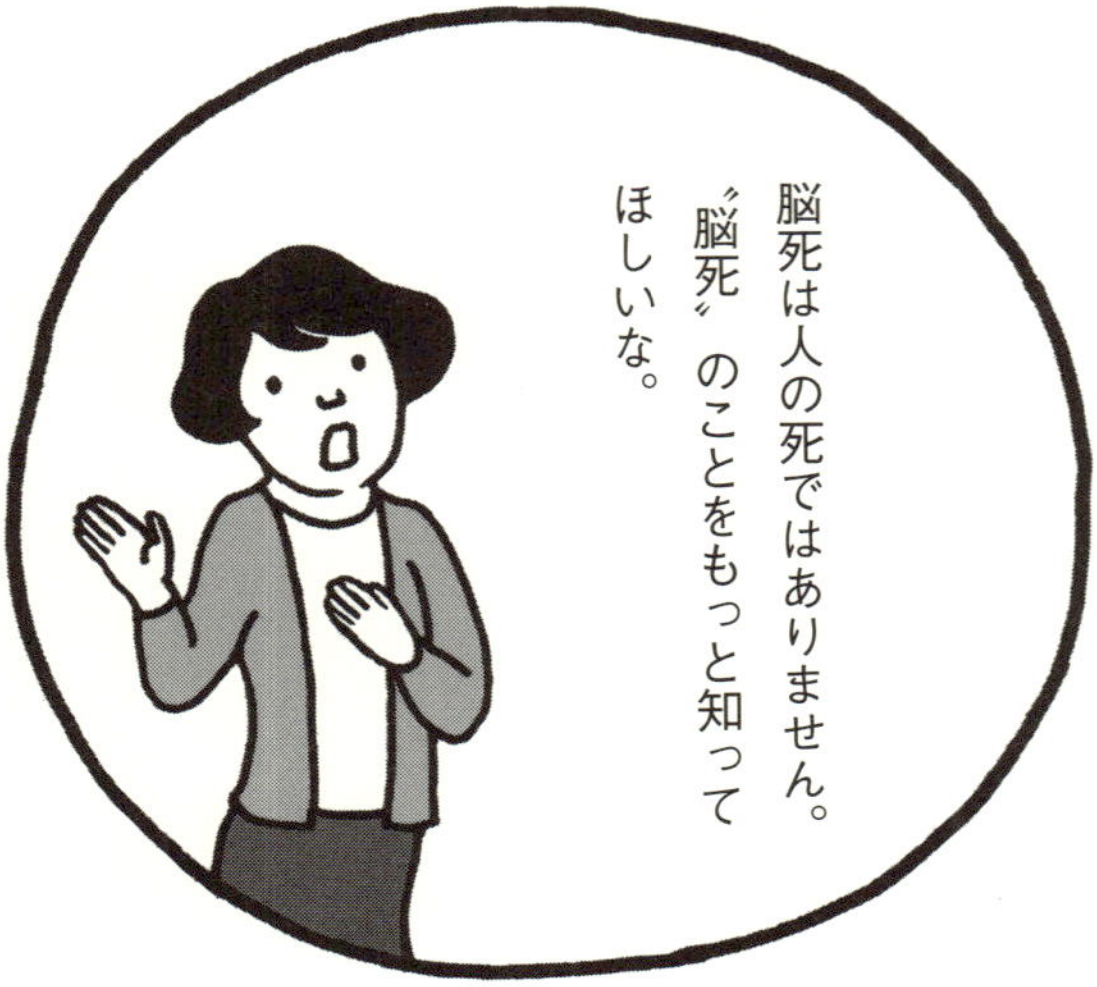
脳死は人の死ではありません。〝脳死〟のことをもっと知ってほしいな。

# ◆子どもの「脳死」について

# Q9 子どもの「脳死」と大人の「脳死」に違いはありますか

子どもでも大人でも「脳死になれば数日で心臓も止まる」と言われてきましたが、子どもは大人より生命力が強く、「長期脳死」になる可能性があります。なぜ子どもに長期脳死の例が多いのか、その理由は明確になっていませんが、以下の推測がなされています。

・大人は脳内出血に代表される急激で明確な経過をたどる一次性脳障害の患者が多いのに対し、子どもは溺水などに代表される低酸素性脳障害や急性脳症など、病態の進行が必ずしも急激ではなく、経過も多様な二次性脳障害の患者が多い。
・新生児の頭蓋は柔軟なため、脳が腫れても圧力が逃げて脳の障害が部分的にとどまる。
・乳幼児の脳は、低酸素や虚血に耐性が大きい。脳障害に対しての可塑性も大きく、機能が回復する可能性が高い。
・身体的に成長途上であることが、全身状態の維持・回復に貢献している可能性がある。

・基礎疾患がある子どもは少なく、脳障害による全身へのダメージから回復しやすい。
・「この子を絶対に死なせない」と思う家族、医療関係者が多く、救命努力を諦めない。

子どもは、脳死判定基準を満たしても心停止に至るとは限らないことに加えて、回復力が高いことから、自発呼吸や脳波が復活するなど脳死ではない状態にまで回復することが多いのです。国内だけで二〇数例が報告されています（Q19および巻末資料一九六頁参照）。

## Q10 臓器移植法改定で、なぜ子どもも脳死判定を受けることになったのですか

移植用臓器は、提供する人（ドナー）と受ける人（レシピエント）の臓器のサイズなどの条件が合致しなければなりません。たとえば小児への心臓移植の場合には、体重の近い子どもの心臓が必要とされます。そのために、子どもも法的脳死判定の対象にして「死体」と見なし、臓器を摘出することにしたのです。

法律が改定されて、家族の承諾で臓器提供が行われるようになりました。ですから意思を示せない小さな子どもも「脳死とされうる状態」と診断され、親が子どもの臓器提供に承諾した場合は、法的脳死判定を受けることになります。救命治療を続け容態が安定すれば心臓が動きつづける可能性が高い子どもに、脳や全身に強いダメージをもたらす無呼吸テストを含む法的脳死判定を行い、基準を満たすと死亡宣告がなされます。

たとえ親であっても、生きつづける可能性のある子どもの命を絶つ権利はないはずです。パニック状態にある家族が正確な情報も伝えられず、性急に承諾し、わが子の臓器を提供してしまう。のちに「子どもの命を絶ったのは自分たち」と後悔し、悲しい思いに陥るという悲劇が起こらないとは言えません。

＊＊＊＊＊＊＊＊＊＊

**法律の改定は、子どもに日本国内で移植ができるようにという大義名分のもとで行われましたが……**

これまで「移植でしか助からない」とされた子どもは、億単位の渡航費用を集めて海外渡航移植をしてきました。移植を推進する医師たちは、「ＷＨＯ（世界保健機関）が渡航移植を禁止する」と宣伝し、法律の改定を求めました。しかし、法改定後も、多くの患者が相変わらず海外で移植手術を受けています。子どもだけでなく大人の患者も数多く海外に行っているのです。

# Q11 虐待を受けた子どもが臓器摘出される可能性はありますか

法律では虐待を受けた児童からの臓器提供は禁止されています。しかし虐待を受けた子どもからも臓器が摘出されてしまう可能性は十分にあります。

厚生労働省社会保障審議会児童部会に設置されている「児童虐待等要保護事例の検証に関する専門委員会」の調査によると、二〇〇三年七月〜二〇一一年三月末までに心中以外の虐待によって死亡したのは累計四三七人〈図2〈五二頁〉〉で、五歳以下が九割を占めています。直接死因（二〇〇九年四月〜二〇一一年三月）は、「頭部外傷」が二二％と最も多く、次いで「頭部絞厄による窒息」「頭部絞厄以外による窒息」でいずれも一二％と報告されています。これらはすべて脳死につながる可能性があります。

経験豊富な小児科医ならば、脳死に至るような重度の頭部外傷は虐待を疑いえますが、育児ネグレクトや転落、溺水などから脳死に至った例では見分けるのは難しいと言われています。たとえば親がベランダから突き落としたにもかかわらず、子どもが自分で落ちたと主張

図２　心中以外の虐待死

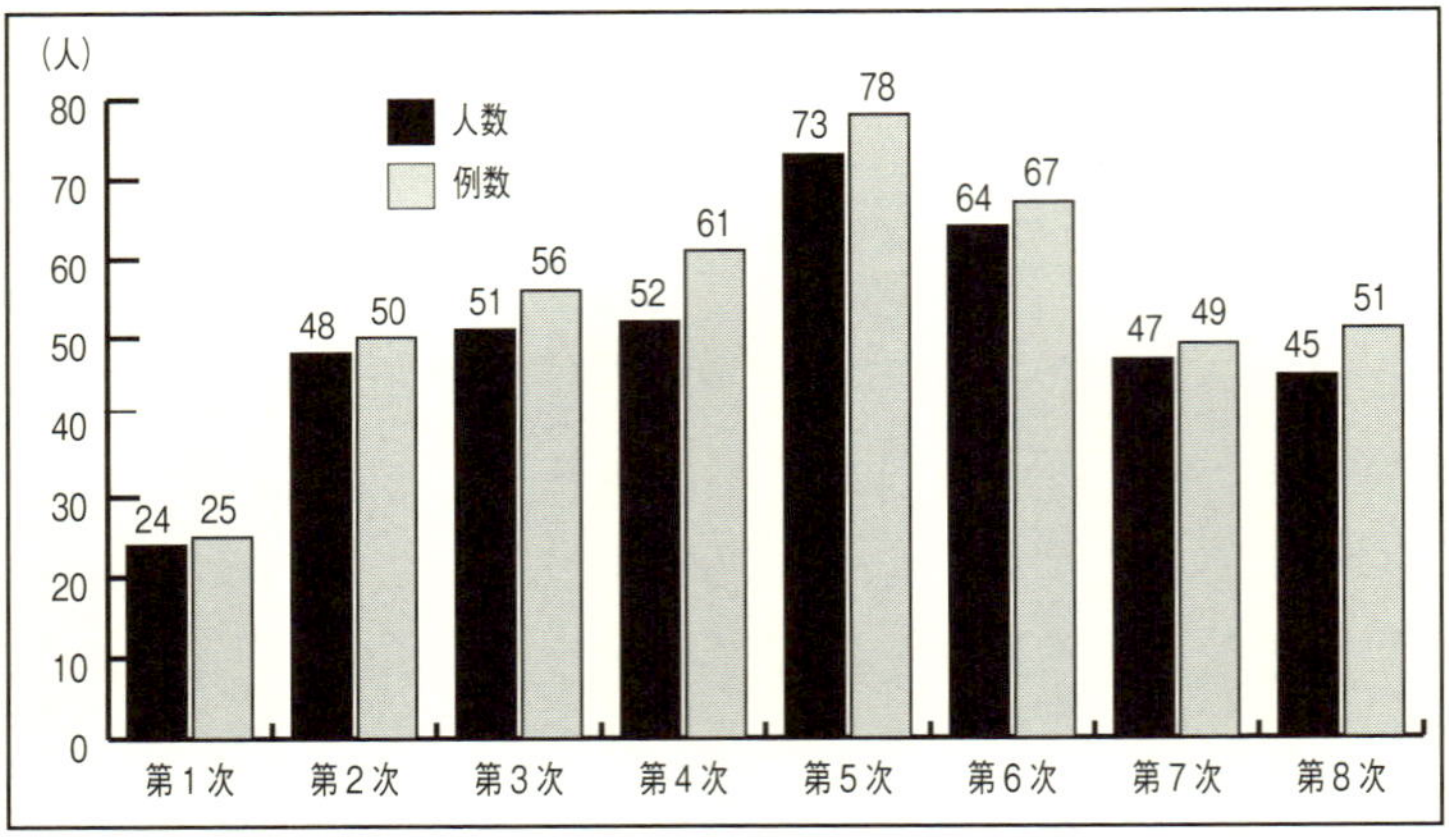


出典：厚生労働省社会保障審議会児童部会児童虐待等要保護事例の検証に関する専門委員会『子ども虐待による死亡事例等の検証結果について（第８次報告）2012. 7』p.124。

するケース、親が風呂に突き落としたのに、子どもが自ら風呂で溺れたと説明するケース、高熱を放置し手遅れになってけいれんを起こしたケースなどです。

虐待を受けた子どもにとっては、虐待で命を奪われたうえ、親の承諾で臓器が摘出されるなら、それは二度殺されることです。これは決して想定外のことではありません。実は虐待を受けていた子どもが脳死と診断されたのちに長期に生存し、親が臓器提供を申し出た例が報告されているのです（『日本小児科学会雑誌』第一一四巻第二号、三六九頁）。また、改定法施行六か月間に一五歳未満児一一人の脳死事例があり（いずれも提供には至らず）、そのうち虐待の疑いが三例含まれるという報道もありました（読売新聞

表1　アメリカにおいて子どもの「死体」ドナーが生じた事情

| | | 2012年 | | 2011年 | | 2010年 | |
|---|---|---|---|---|---|---|---|
| 1歳未満 | 総数（人） | 116 | 100.0% | 117 | 100.0% | 115 | 100.0% |
| | 児童虐待 | 40 | 34.5% | 35 | 29.9% | 45 | 39.1% |
| | 殺人 | 2 | 1.7% | 3 | 2.6% | 3 | 2.6% |
| | 交通事故 | 4 | 3.5% | 4 | 3.4% | 10 | 8.7% |
| 1〜5歳 | 総数（人） | 176 | 100.0% | 225 | 100.0% | 194 | 100.0% |
| | 児童虐待 | 30 | 17.0% | 51 | 22.7% | 61 | 31.4% |
| | 殺人 | 6 | 3.4% | 9 | 4.0% | 4 | 2.1% |
| | 交通事故 | 30 | 17.0% | 26 | 11.6% | 29 | 14.9% |

出典：OPTN（アメリカの臓器調達移植ネットワーク）データベースより筆者作成。

二〇一一年一月一七日）。

最近では、医師のなかに「虐待を見抜くことが難しいからと臓器提供の機会を無駄にしてはいけない」とか「虐待であろうとなかろうと、死んでしまったことには変わりないので、臓器がもったいないからアメリカのように虐待を受けた子どもからの臓器提供も、（虐待した者以外の家族の承諾で）認めるべきだ」という意見が出ています。表1で示すように、アメリカでは虐待された子どもを「死体」ドナーとした移植用臓器の摘出が、五歳児以下だけでも年間約数十人〜一〇〇人から行われています。子どもの人権や尊厳を無視し、非情で合理的モノサシだけで小さな子どもの体をモノのように扱う意見は恐ろしいことです。

## Q12 日本は一歳から四歳までの幼児の死亡率が高いと言われますが、それはどうしてですか

「WHOデータベースによる2000年から2005年における1〜4歳死亡率の先進14ヶ国の国際比較」(『日本小児科学会雑誌』一一五巻一二号、一九二六〜一九三二頁)という研究は、WHOのデータから一四か国の二〇〇〇年〜二〇〇五年の平均死亡率を計算し、日本は〇歳死亡率が最も低い(グラフ1)のに対して、一〜四歳死亡率は高いほうから三番目(グラフ2)であったと報告しました。他の一三か国では〇歳死亡率と一〜四歳死亡率の順位があまり変わらないのに、日本は順位が大きく異なり、乳児死亡率がトップレベルにかかわらず奇異であると指摘しています。

また「幼児死亡小票調査からみた医療提供体制の課題」(『日本小児科学会雑誌』一一四巻三号、四五四〜四六二頁)という研究は、二〇〇五年と二〇〇六年の一〜四歳児の死亡場所と死亡原因を分析し、以下のことを明らかにしました。①二年間の一〜四歳児の死亡総数は二二四五人で、死亡場所は病院が一八八〇人(八四%)と最多、次いで自宅が二二七人

グラフ1　2000年～2005年の0歳死亡率（10万人当たり）

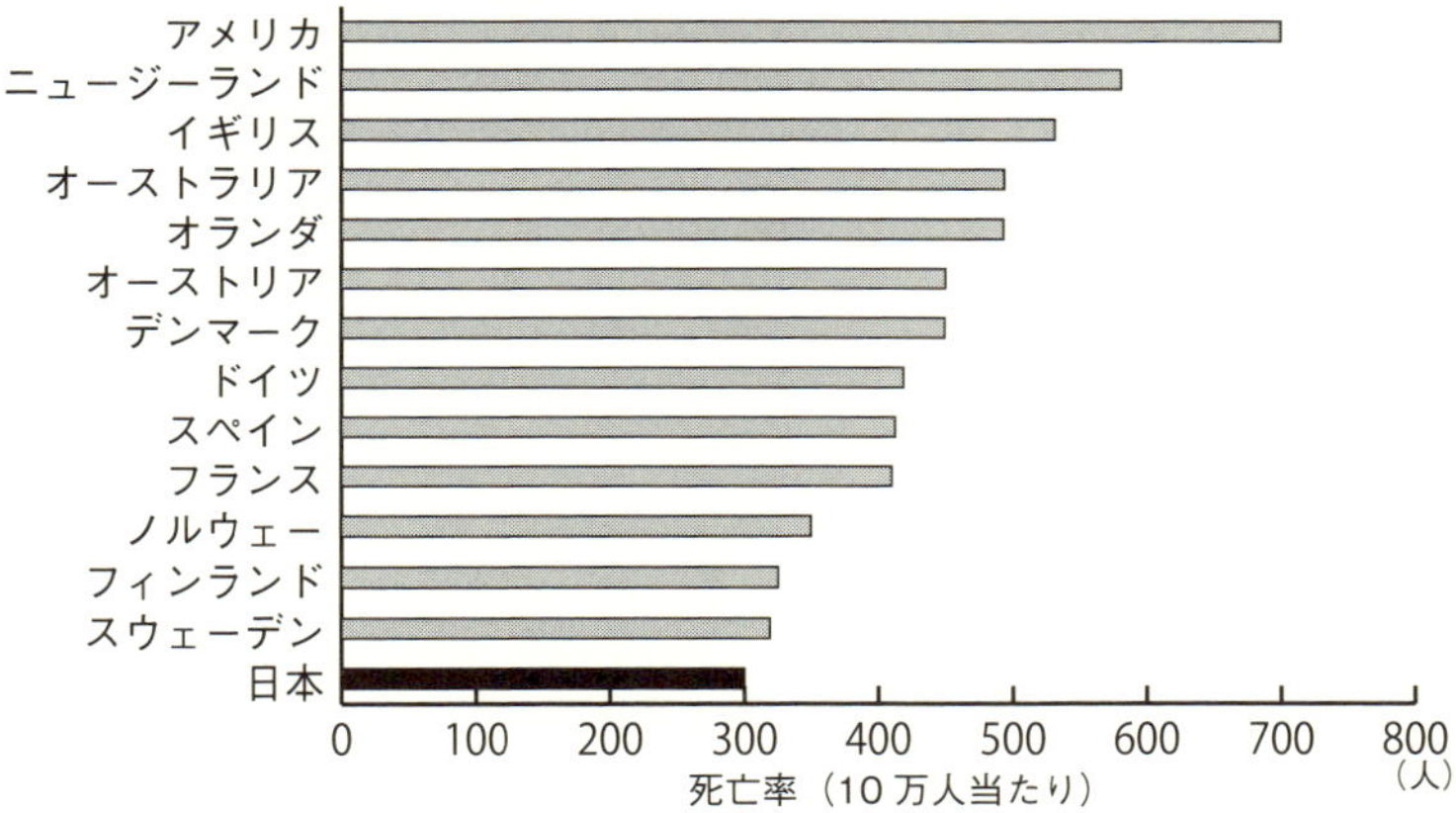


グラフ2　2000年～2005年の1～4歳死亡率（10万人当たり）

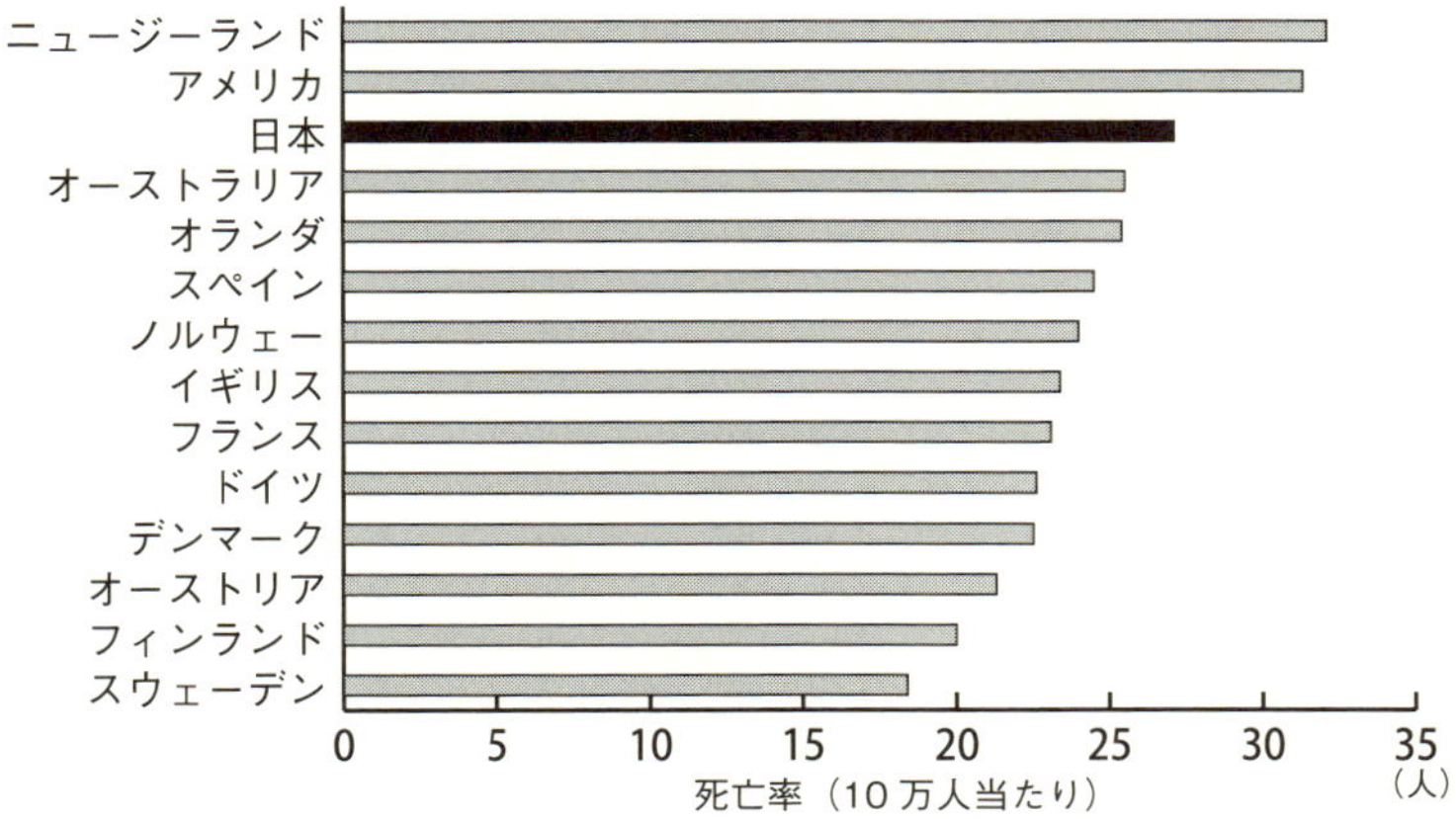


出典：『日本小児科学会雑誌』115巻12号、p.1927。

表2　交通事故死と手術・救命救急センターの関係

| | 救命救急センター | | 計(人) |
|---|---|---|---|
| | なし | あり | |
| 手術なし | 69 | 46 | 115 |
| 手術あり | 1 | 10 | 11 |
| 計 | 70 | 56 | 126 |

出典：『日本小児科学会雑誌』114巻3号、p.459。

（一〇・一％）であったこと。②病院内死亡例は病死一四六九人、火災を除く事故死が二九四人であったこと。③事故死例は病死例と比べ小規模の病院で診療を受けて死亡した割合が高かったこと。④規模の小さい施設ほど事故死の取り扱い割合が高かったこと。⑤交通事故による死亡児については救命救急センターへの入院は半数に満たない四四％であり、手術を受けた子どもは死亡例の八・七％しかなく、必要な手術を受けることなく死亡した可能性が高いこと（表2）。そして「重症で生命危機のある急性疾患の診療を、診療能力の高い救命救急施設に集約する体制を構築することにより、この年齢層の死亡率をOECD諸国並に下げる道を開くことになる」と結論しています。

二〇一二年八月一日の衆議院厚生労働委員会での厚生労働大臣答弁によると、日本のPICU（小児集中治療室）は全国で二九施設一九五床（術後管理と救急を合わせて）です。これは必要病床数の三割に満たず、また二四時間体制のPICUはわずか五施設しかありません。「死体」臓器提供は救命治療を尽くされることが前提にもかかわらず、小児救急医療も未整備です。このような状況で、子どもに死亡宣告し臓器摘出が行われることについて、医療界、医療行政は、何を優先して行わなければならないか自覚してもらいたいものです。

# ◆「脳死判定」に関して

# Q13 「脳死判定」とは何でしょうか

脳に重大な傷害（ダメージ）を受け、意識がなく自力では呼吸できない重篤な状態のとき、脳の病態を診断するために行われる行為が脳死判定です。家族への説明や治療方針を決定するために行われる「一般の脳死判定」と、臓器提供施設で本人または家族が臓器提供を承諾した場合に行われる「法的脳死判定」があります。

「一般の脳死判定」は臓器提供とは関係なく行われます。医師や施設によって無呼吸テストを含まないことがあるなど、幅のある検査です。脳の機能が元に戻らない状態と判定されても医療は続けられることが多いのです。「法的脳死判定」は、法律に基づき無呼吸テストを含む二度の判定が行われ、判定基準を満たすとその時点での死亡が宣告されます。

なぜ、脳死判定が行われるようになったのか、以下の二つの文献は、その本質を示しています。

一九六九年に発行された『脳神経外科特別問題懇話会〈第二回〉脳死をめぐる諸問題』の

序文で、荒木千里氏（北野病院長）は「脳死の問題が急にとりあげられることになったのは、心臓移植に関連している。心臓を提供する人は必ず死ぬわけであるから、その人が心臓をとられなくても必ず死ぬことが証明されていなければならぬ。そして提供される心臓はまだ動いていることが望ましい。（中略）願わくばあまり面倒な検査でなくて、正確な生死の予言ができないだろうか」としています。

続く「はじめに」において、半田肇氏（京都大学医学部脳神経外科）も、脳死の考えが出てきたことについて、「脳は死んでいるが、心臓は生きている（dead brain - living heart）状態がありうる。しかもこれが必ず個体全体の死につながるという考えに基づくものであります。（中略）必ず個体全体の死につながる、絶対安全な脳死判定基準を、脳神径外科医の立場からつくれないか、またはどういう点に求めたらよいか」と書いています。

脳死判定は、本来は脳の病態と患者の今後の見通しを診断するための脳神経学的な基準ですが、一方で当初から臓器提供のための死の基準として作成されてきたことがわかります。

図３（六〇頁）は脳死の過程と回復可能性を示した図です。一般には「脳の回復は不可能、ほどなく心臓が止まるでしょう」と診断されるのが「脳死とされうる状態（臨床的脳死）」の段階です。しかしこう診断され脳死判定が行われたあとも回復した事例や脳死診断基準を翻した事例、一か月以上数年にわたって心停止に至らない事例が報告されており（Q19参照）、脳死判定のあいまいさと難かしさを示しています。

図３　脳死の過程と回復可能性

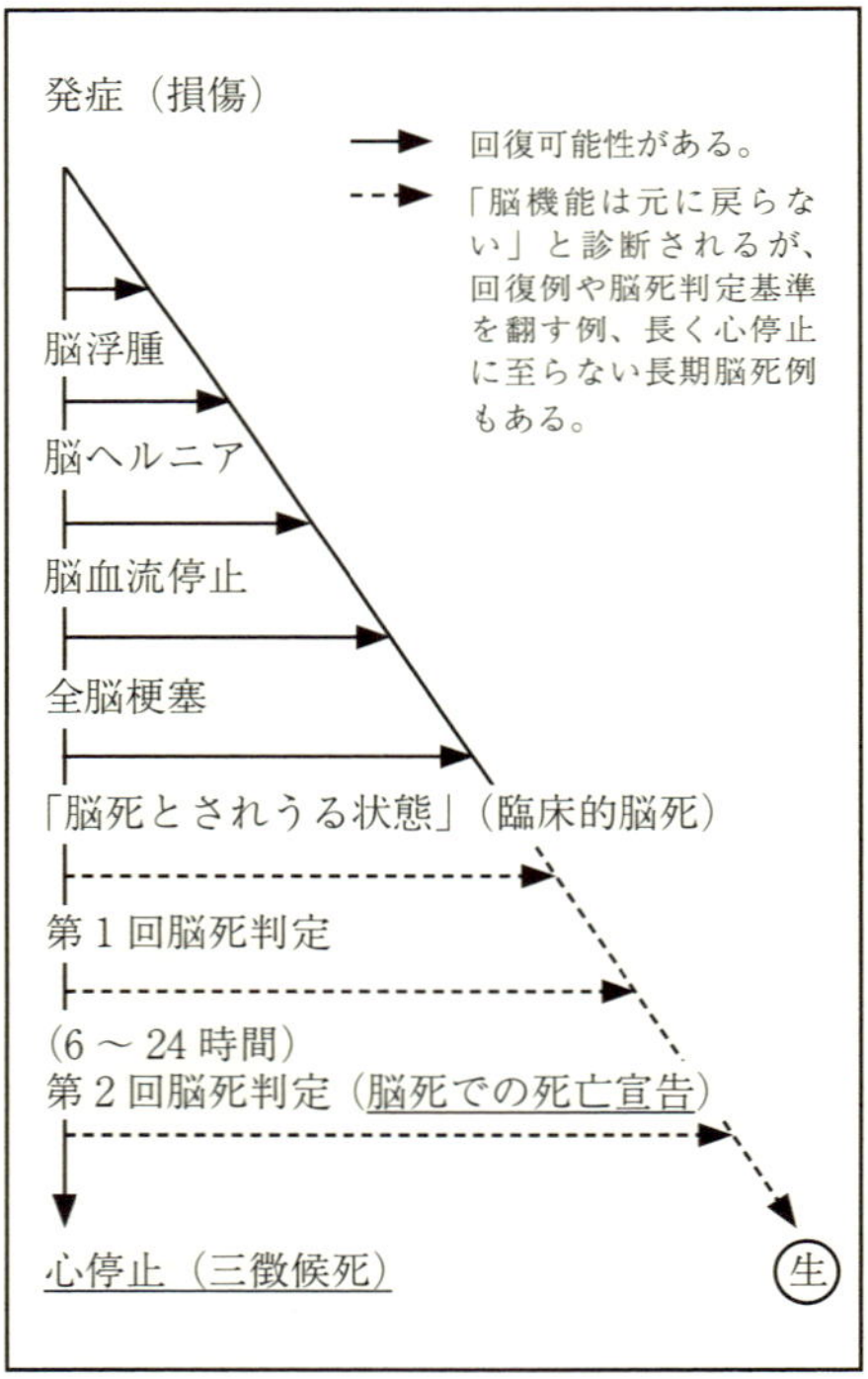


出典：『生命をもてあそぶ現代の医療』（山口研一郎著、社会評論社、1995 年）p.37 の図を元に筆者作成。

　脳死判定を行う意味が、病態を把握し回復は期待できない、数日後に心停止に至ると診断するための判定から、「脳が機能停止し回復しなければ人の死としよう、治療を止めよう、人の死として臓器提供を可能にしよう」とするための手段に、変質してきたと考えられます。

# Q14 「脳死判定」の手順や病院は決まっていますか

日本では、臓器提供の目的で法的脳死判定が行われる場合には、脳死判定の手順や病院は決まっています。一方、治療方針の決定等のために行われる「一般の脳死判定」の場合は、脳死判定の手順は決まっていません。病院も限定されていません。

## 法的脳死判定について

### ■臓器提供病院

法的脳死判定が行われる臓器提供施設は、「『臓器の移植に関する法律』の運用に関する指針（ガイドライン）」によって以下の条件を満たす施設に限定されています（二〇一二年六月三〇日現在で三九二施設、このうち一八歳未満の臓器提供を行う体制があるのは二〇八施設）。

①高度な救命救急医療が行われている。

②臓器摘出の場を提供するために必要な体制が確保され、施設内で脳死臓器摘出を行うことに合意が得られている。倫理委員会で臓器提供に関して承認されている。
③適正な脳死判定を行う体制がある。
④児童の臓器提供施設は、虐待を受けた児童への対応のために必要な院内体制が整備されている。児童虐待の対応に関するマニュアル等が整備されている。

## ■法的脳死判定の標準的手順

担当医師が、患者に法に規定する脳死判定を行ったら脳死とされうる状態にあると判断します。この判断は、「脳死判定の対象患者であること」「脳死ではないのに脳死と判定される可能性がある患者（除外例、六四頁参照）ではないこと」を医師が確認したあとに、無呼吸テストを除く四項目の検査を行って判断されます。

←

主治医が、患者家族に脳死とされうる状態にあること、臓器提供の機会があること、臓器移植コーディネーターからの説明を聞くことが可能なことを告げます。

家族が希望した場合、臓器移植コーディネーターは、患者家族に脳死判定の概要を説明します。「臓器移植を前提として法に規定する脳死判定により脳死と判定された場合には、人の死とされていること」「本人が脳死判定に従う意思がないことを表示していない場合には、家族の承諾で臓器を摘出することができること」などについて必要な説明を行います。

←

患者家族が、脳死判定を行うこと、そして臓器を摘出することを承諾する書類を作成します。

←

この後、必要な知識と経験をもつ移植に無関係な二人以上の医師によって法的脳死判定が開始されます。法的脳死判定そのものは、脳死とされうる状態の診断時とは、「無呼吸テストが追加されること」「無呼吸テストは他の四項目検査のあとに行うこと」「六時間〜二四時間後に再評価が行われること」が異なります。

## ■法に規定する脳死判定を行ったとしたならば、脳死とされうる状態

「法に規定する脳死判定を行ったとしたならば、脳死とされうる状態」について、『法的脳死判定マニュアル』では、以下のように説明しています。

器質的脳障害により深昏睡、及び自発呼吸を消失した状態と認められ、かつ器質的脳障害の原疾患が確実に診断されていて、原疾患に対して行い得るすべての適切な治療を

行った場合であっても回復の可能性がないと認められる者。

ただし、左記1～4は除外する（除外例）。

1．生後一二週（在胎週数が四〇週未満であった者にあっては、出産予定日から起算して一二週）未満の者

2．急性薬物中毒により深昏睡、及び自発呼吸を消失した状態にあると認められる者

3．直腸温が三二℃未満（六歳未満の者にあっては、三五℃未満）の状態にある者

4．代謝性障害、または内分泌性障害により深昏睡、及び自発呼吸を消失した状態にあると認められる者

かつ、左記①～④のいずれもが確認された場合。

①深昏睡

②瞳孔が固定し、瞳孔径が左右とも四ミリメートル以上であること

③脳幹反射（対光反射、角膜反射、毛様脊髄反射、眼球頭反射、前庭反射、咽頭反射、及び咳反射）の消失

④平坦脳波

以上の項目を満たすと「脳死とされうる状態」と診断されます。

表3は法的脳死判定の項目について日本臓器移植ネットワークの説明をまとめたものです。

表３　法的脳死判定の５項目と検査方法など

| 法的脳死判定の項目 | 具体的検査方法 | 脳内の検査部位<br>：基準を満たす場合の結果 |
|---|---|---|
| 深い昏睡 | 顔面への疼痛刺激<br>（ピンで刺激を与えるか、眉の下あたりを強く押す） | 脳幹（三叉神経）：痛みに対して反応しない<br>大脳：痛みを感じない |
| 瞳孔の散大と固定 | 瞳孔に光を当てて観察 | 脳幹：瞳孔が直径 4 mm 以上で、外からの刺激に反応がない |
| 脳幹反射の消失 | のどを刺激<br>（気管内チューブにカテーテルを入れて気管・気管支壁をつつく） | 脳幹：咳込まない＝咳反射がない |
| | 角膜を綿で刺激 | 脳幹：まばたきしない＝角膜反射がない |
| | 耳の中に冷たい水を入れる | 脳幹：眼が動かない＝前庭反射がない |
| | 瞳孔に光を当てる | 脳幹：瞳孔が小さくならない＝対光反射がない |
| | のどの奥を刺激する | 脳幹：吐き出すような反応がない＝咽頭反射がない |
| | 顔を左右に振る | 脳幹：眼球が動かない＝眼球頭反射（人形の眼現象）がない |
| | 頚部に痛みを与える | 脳幹：瞳孔が大きくならない＝毛様脊髄反射がない |
| 平坦な脳波 | 脳波の検出 | 大脳：感度を電気的に最も精度高く測定しても脳波が検出されない |
| 自発呼吸の停止 | 無呼吸テスト<br>（人工呼吸器をはずして一定時間観察） | 脳幹（呼吸中枢）：自力で呼吸できない |
| ６時間以上[注)]経過した後の同じ一連の検査（２回目） | 上記５種類の検査 | 状態が変化せず不可逆的（二度と戻らない状態）であることの確認 |

注）生後 12 週〜６歳未満児は１回目と２回目の脳死判定の間隔を 24 時間以上あける。
出典：日本臓器移植ネットワーク説明資料より筆者作成。

# 一般の脳死判定について

## ■心停止後の臓器提供における脳死判定

「心停止後の臓器提供」は現在、腎臓や膵臓が中心です。大部分は担当医がドナー候補の患者を心停止前に「脳死」や「脳死に近い」と診断して、患者家族に終末期の説明を行っています。

なぜ、そうしてきたのでしょうか。腎臓移植を受ける患者は、移植手術の前に手術が可能かどうか検査して透析も受ける必要があるため、移植まで半日以上の時間が必要です。提供された臓器の保存時間にも限度があるので、ドナー候補者の心停止後に家族の承諾を得ていたのでは間に合わない場合が多いのです。ドナーが心停止する前に長時間、低血圧が続くと臓器の機能が落ちて、移植に使えなくなる可能性があります。夜間に死亡すると、臓器の輸送手段・手術室の確保も困難になります。心臓の拍動が停止すると血流が途絶えて臓器が傷み、血が固まると移植に使えなくなります。このため、できるだけ早く臓器を冷やすこと、血液を凝固させないための薬物へパリンを投与することが必要です。良好な状態で臓器移植を実現するために、移植医にとっては人工呼吸器を装着した意識不明の患者がドナー候補者になります。余裕をもって臓器提供の承諾を得て、臓器を早く冷やす目的でドナー候補者の生存中にカテーテルを挿入する、同時に血が固まらないようにへパリンを投与する、さらに自然な心停止を待つのではなく人為的に人工呼吸を停止すると、臓器の状態もよく、緊急手術ではなく計画手術で臓器の摘出・移植が可能になります。

このような臓器摘出が技術的に可能になるのは、「脳死」や「脳死に近い」と診断された患者であるため、臓器移植法がなく法的脳死判定・臓器提供の手続きもない時代から、脳死診断による終末期の説明や臓器摘出目的の処置、人工呼吸器の停止などが行われてきました。法律上も倫理上も問題のある重大な行為が臓器移植法制定以前から多数行われ、臓器移植法施行後も「一般の脳死判定」後に行われていることは、重大な問題です。

「一般の脳死判定」の手順は一定していません。施設も限定されず、判定が粗雑に行われています。藤田保健衛生大学救命救急センターは、一九九七年一〇月一六日から一九九八年五月三一日までに一八名の患者家族に臓器提供の打診を行いましたが、脳死判定の必須検査である無呼吸テストは、一名は心停止のため実施できず、一名は血圧不安定のために見合わせ、一名は無呼吸テスト実施中に血圧下降のため中止されました（『脳死・脳蘇生研究会誌』一一巻、一九九九年、六八〜六九頁）。一九七九年以降の心停止ドナーの五・三％は、脳死判定を行うには支障をきたすと考えられる外傷がありました（『日本臨床救急医学会雑誌』三巻一号、二〇〇〇年、一五九頁）。奈良県立奈良病院は、頸椎損傷のため法的脳死判定ができない患者を脳死判定し、生前に臓器摘出目的でカテーテルを挿入しました（『奈良県立奈良病院医学雑誌』七巻一号、二〇〇三年、八二〜八五頁）。九州大学病院の臓器摘出チームは、脳死判定を行うには適切ではない低血圧（八〇 mmHg）の六二歳男性が脳死状態と判定されたあとに、同日に臓器を摘出する目的でカテーテルを挿入しました（厚労省の第二回臓器移植に係る普及啓発に関する作業班、杉谷参考人提出資料、二〇〇六年）。九州大学病院の臓器摘出チームは、三徴候死の確認が不明な心停止から、一分以内の腎臓の冷却開始も敢行しています（『*Organ Biology*』一三巻一号、二〇〇六年、五三〜六四頁）。

## ■「尊厳死」事件における脳死判定

二〇〇六年に発覚した富山県の射水市民病院事件では、患者を脳死と診断して、担当医が人工呼吸器を外しました。しかし、脳死とされた患者は、瞳孔が「散大」ではなく逆に縮んでいたり、脳死判定の対象外である糖尿病患者であったりしました。脳死ならば自力で呼吸ができないため、人工呼吸器を外すと一〇数分で心停止に至ると考えられます。ところが、同事件では二〇分以上心停止に至らない患者が三名あり、一〇〇分間を要した患者もいました（中島みち『「尊厳死」に尊厳はあるか』二〇〇七年、岩波新書、二八〜五〇頁）。弱い自発呼吸能力のあった本当は脳死ではない患者が、家族には脳死と説明され、その間違った説明で家族は終末期と思い込み、患者は「尊厳死」を強要されたと推測されます。

# Q15 家族は脳死判定や臓器摘出手術に立ち会うことはできるのでしょうか

家族は、法的脳死判定に立ち会うことはできますが、臓器摘出手術への立ち会いは、できないと推測されます。法律に規定されない「一般の脳死判定」では、家族に伝えずに行われることもあります。「心停止後」と呼ばれる臓器や組織の摘出では、医師が患者家族に無断で摘出して移植に用いたケースもあります。

一九九七年に制定された「『臓器の移植に関する法律』の運用に関する指針（ガイドライン）」は、「脳死を判定する医師は、家族が希望する場合には、家族を脳死判定に立ち合わせることが適切であること」としています。ただし、疼痛刺激や無呼吸テストの際に、脳死ではないと思わせる体動が予想されるので、その説明を受け容れた家族のみ、立会いが認められるでしょう。

医師が患者の状態を把握するために行う一般の脳死判定の際は、患者家族が知らない間に行われる場合も多いと推測されます。なかには「脳死」ではないことがわかったにもかかわらず、患者家族には知らせなかったケースも報道されています（左記記事参照）。

**死の判定　脳死臨調最終答申を前に**（朝日新聞一九九一年一一月四日付朝刊三〇面）

京都大学医学部付属病院の三階にある集中治療室で、講師だった瀬尾憲正さん（取材時、自治医科大助教授）は声を上げそうになった。四年前の秋のことだ。

自分が脳死と判定した六二歳の女性が横たわっていた。人工呼吸器をはずしてしばらくすると、胸がゆっくり上下しはじめた。口元のチューブからかすかな息の音が漏れる。一分間に数回、一〇分間にわたって、女性の「呼吸」は続いた。

この二日前、脳死判定は終わっていた。「回復の見込みはありません」と間接的な表現だが〈死〉を家族に告げた。「『呼吸』をどう理解すればいいのか」。頭が混乱した。（中略）瀬尾さんは判定の二日後、「念のために」観察時間を延長して調べ直した。「呼吸」が戻ったのは人工呼吸器をはずしてから二五分後だった。

（中略）「呼吸」がいったん戻った女性は三日後に心臓が止まった。その後も家族には、混乱すると思い、自発呼吸のことを告げなかった。

臓器摘出手術への家族の立ち会いについて、日本臓器移植ネットワークの「ご家族の皆様に確認いただきたいこと」という文書には「ご家族の皆様とは臓器の摘出手術が始まる前に病室でお別れをしていただきます」と記載されています。しかし、なぜ立ち会えないのか、その理由は明らかではありません。

『いのちの選択 ―― 今、考えたい脳死・臓器移植』(生命倫理会議編、岩波ブックレットNo.782、二〇一〇年)には、法的脳死判定・臓器摘出が終了したあとに、家族が臓器摘出手術に立ち会うことが可能だと知らされ、最初から告げられていなかったことに憤慨した遺族へのインタビューが掲載されています(同書五一頁)。Q23で紹介されていますが、臓器摘出時には筋弛緩剤や麻酔薬が投与され、臓器を提供した家族が「むごいことをした、かわいそうなことをした」と後悔する状況があるため、臓器摘出手術に家族が立会いを希望しても、実際には断られると考えられます。

立会いはおろか、医者が家族に無断で臓器や組織を摘出したケースもあります。日本移植学会元理事長・桑原安治氏の次の述懐は、当時の臓器・組織摘出の状況、隠ぺい方法、死体損壊を隠すために燃焼性義眼が開発されたいきさつ、一般人とはかけ離れた移植医の「盗み」に対する感覚などの歴史を、明確に著しています。

＊＊＊＊

今から約一〇年くらい前、私の長男が足利日赤病院の眼科の医長をしていたときに、千葉大学の雨宮氏のグループが腎臓を取りにやってきた。旅館に泊まって患者さんが死ぬのを待っていて、死亡すると、息子の話によると、禿鷹のように全部もっていってしまったということを聞いて、なかなかやっているなと感心した。移植をやる人は非常に勇気と熱情をもってやらなければならない。非常に結構なことだと思った。腎臓は焼いてしまえば跡は残らないが、昭和三三年に角膜移植の法律ができた前の時代には、私たちが眼球を取ると、その跡に義眼を入れた。義眼を入れて焼くと、義眼が残ってしまい、これには非常に困った。「眼だけ残ってしまう病気はあるのか」などと言われて非常に困惑した。それで仕方がないので発火点が低いセルロイドで義眼を作ったらよいだろうということになり、セルロイドで義眼を作った。当時の焼場は薪と重油で焼き、穴から焼人（俗にオンボーと言う）が燃え具合を覗いていた。そのオンボーが見ていて、「先生この仏様は目から火が出ている」などと言われた。セルロイドで発火点が低いから一番先に火が出たわけである。

そのうちに高分子化学が発達してきた。一番最初にできたのが尿素系の樹脂で、これは透明で非常に着色の状態もよいし具合がよいので試作をし、眼球摘出の跡に入れて屍体を焼いたところ、アンモニアを非常に出した。「この仏様は小便をした」などと言われたことがあって困ってしまった。ようやくメタアクリル樹脂の義眼ができて、そういうことがなくなった。

われわれ五人の教授が死体損壊罪の下を潜りながら以上のようなことをやっているうちに、盛岡で今泉教授がついに摘発され、送検されてしまった（「角膜及び腎臓の移植に関する法律の制定の経過について」『移植』一八巻五号、一九八三年、四五〇～四五二頁より一部抜粋）。

＊＊＊＊＊＊＊＊＊＊＊＊＊＊＊＊＊＊＊＊＊＊＊＊＊＊＊＊＊＊

# Q16 「脳死判定」の費用は誰が負担しますか

臓器提供時の法的脳死判定費用は、臓器移植を受ける患者（レシピエント）側の負担になります。一般の脳死判定費用は、脳死判定される患者側の負担になります。保険医療では、脳死判定をされる患者も臓器移植を受ける患者も、ともに患者の負担額は一部となるため、残りは健康保険の負担になります。

臓器提供施設は法的脳死判定・臓器提供にかかる経費の補助として、日本臓器移植ネットワークから臓器提供関連費用交付金を受け取ることができますが、臓器提供施設は赤字と推測されます。日本臓器移植ネットワークの二〇一二年度予算は、収入二〇億七二八万三〇〇〇円のうち国庫補助金収入が六億六四九二万九〇〇〇円のため、国民も法的脳死判定費用を負担していることになります。

一般の脳死判定にかかわる診療報酬としての「脳死判定料」は存在しません。脳波検査、脳波検査判断料、その他、脳死判定時に行った検査の合算で算定されます。

## Q17 確実に「脳死」を判定できますか。また「脳死判定」は安全ですか

脳死と判定されても、その確実性については疑問の余地があり、臓器摘出直前に脳死ではないことが発覚した事例もあります。脳死判定そのものが人体を傷害する場合もあります。

### ■脳死と判定されてから心停止に至る時間は、長くなる一方です

アメリカの脳神経外科医クッシングによる一九〇二年の報告では、人工呼吸で心臓の拍動を維持したのは二三時間。それから一〇四年後の二〇〇六年に、（厚生省基準で知られる）竹内一夫氏は、「最近の高度集中治療の進歩によって、以前より長く脳死状態を維持することも時には可能になった。もともと種々の合併症に悩まされる脳死判定から心停止までの期間の長短は、すでに廃絶した脳の機能の問題ではなく、全身的要因に左右されることになる。（中略）脳死状態でも循環、呼吸、内分泌機能が良好な状態に保たれていれば、心停止は何とか避けることができる」と書いています（『周産期医学』三六巻七号、八三七〜八四一

頁)。脳死と判定後に脳機能が復活した例や社会復帰した例も報告されています(詳細はQ19参照)。

## ■脳死判定対象外の患者に、脳死判定をしてきたのではないか

従来、治療用の麻酔薬などを投与した場合には、「その薬剤の影響で、脳波やその他の神経学的検査に反応がない場合がある。しかし一~二日経つと薬物が体内から抜けるから、脳死判定をしても支障がない」との推測で脳死判定が行われてきました。ところが近年、法医学の知見により、過去の脳死判定の多くが妥当性を疑われる事態になっています。守屋文夫氏(当時、高知医科大学法医学)は「臨床的脳死状態で薬物(塩酸エフェドリン)を投与された患者が約七二時間後に心停止した。解剖して各組織における薬物濃度を測定したところ、心臓内の血液における濃度よりも五三倍の塩酸エフェドリンが大脳に検出された」と報告しています(『日本医事新報』四〇四二号、二〇〇一年、三七~四二頁)。「もはや脳死研究は崩壊した」と言う人もいます。脳死判定基準を満たした理由が、脳に障害があるためなのか、それとも麻酔などの薬物の影響で検査に反応しなかったのか、近年になってからわからなくなった(ことに気づいた)からです。

各時代の医学水準に応じた検査が行われることは止むをえません。しかし、検査で人の死まで決めることは、数年のうち評価が激変する可能性があります。検査の仕方も担当医に

より幅があるため、死亡宣告を不安定にして、社会を混乱させると懸念されます。これでは、A病院で「死亡」とされた人が、B病院では「死亡していない」とされる危険性が現実にありうることになります。

## ■脳死判定そのものが患者を傷つける場合があります

脳波以外の検査は、患者に刺激を与えて反応を見ますが、刺激が強すぎて患者を傷害することがあります。傷害を与えるほどの検査をしてはじめて、脳死ではないことがわかる患者がいることも脳死判定の問題です。

脳死で死亡が宣告され臓器摘出が予定されていたザック・ダンラップ氏は、痛み刺激に反応しないから昏睡状態（深昏睡）とされていたはずです。ところが、看護師の従兄弟が、ザックの足の裏をナイフで切ったり、爪の下に激烈な刺激を与えて反応があることを見つけたことで、危うく生体解剖を免れました（Q19参照）。日本大学では無呼吸テストを行った二八名のうち五名で無呼吸テストを中止しました。三名は不整脈や心停止が生じたため、二名は無呼吸テストを終了してよいとされる強度を超えて刺激したところ患者に自発呼吸が発生したためです（『脳蘇生治療と脳死判定の再検討』二〇〇一年、九四頁）。

図4は、頭皮の表面に電極を置いて測定した脳波（$Fp_1$と$Fp_2$）と、同時に頭蓋骨に孔を開け脳の表面に電極をおいて測定した脳波（ECoG）を示したものです。図4から明らかなように、

図４　頭皮の表面と頭蓋骨内で測定した場合の脳波比較

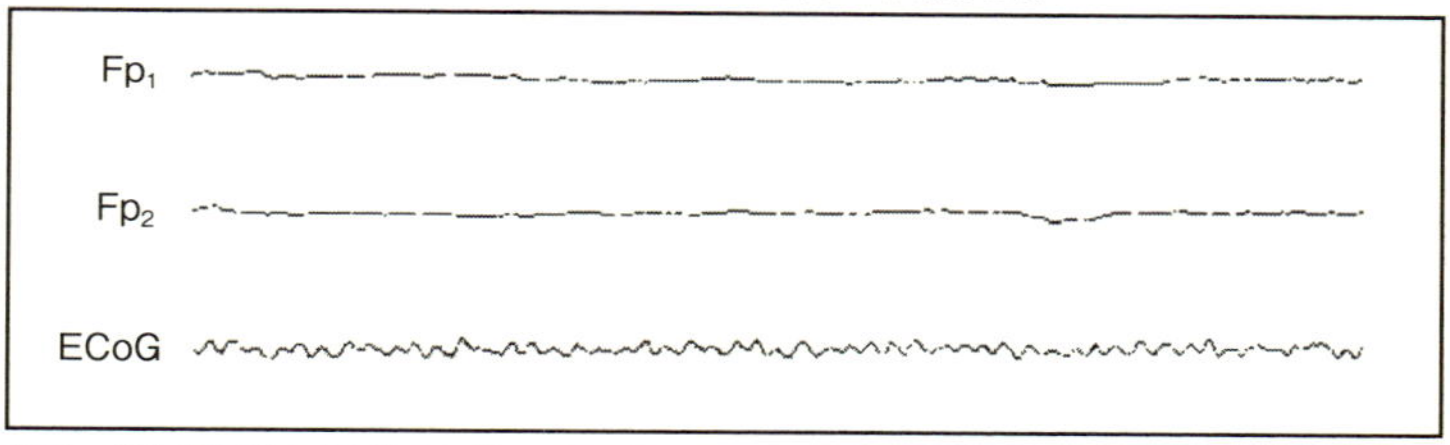


出典：『救急医学』21巻13号、1997年、p.1719より一部抜粋。

$Fp_1$と$Fp_2$ではほぼ平坦ですが、ECoGでははっきりとした波形が出ています。これは通常の脳波がないと判断される患者でも、頭蓋骨の内側で測定すると脳波が測定される場合があることを示します。

しかし、この脳波測定法は、患者の頭蓋骨に孔を開ける必要があります。さらに、脳の奥に電極を差し込んで脳波を測定する方法もありますが、脳を傷つけるリスクがあります。脳に電極を差し込んでも、その周囲の一部分しか脳波の有無はわかりません。

つまり、「弱い刺激では反応しない人もいて、そのため誤って脳死と判定される患者がいる」、その一方で「強い刺激を与える検査を行うと、脳死ではないと発覚する患者もいるが、刺激が強すぎて傷害や心停止を起こす場合がある」ことになります。

いずれにしても脳死判定をされる患者は、早すぎる死亡宣告あるいは判定時の傷害という不利益から逃れられないことになります。

# Q18 「脳死」と判定されたら、もう治療は受けられないのでしょうか

家族が法的脳死判定を受けることを承諾し、患者が脳死と判定されたら、その時点で死亡が宣告されます。その後は、臓器提供のために、心臓の拍動や人工呼吸、尿量などを維持する処置が行われることがあっても、患者を回復させるための治療は受けられません。臓器提供と関係のない一般の脳死判定では、医師が脳死と判定しても死亡宣告はできないため、治療は受けられます。しかし、脳死判定は「行いうるすべての適切な治療を行っても、回復の可能性がまったくない患者に行う」診断です。脳死判定が行われたり、脳死と説明される場合には、不利益な扱いを受ける可能性があるため、患者家族は注意が必要です。

## ■脳死と見込まれる患者に対する、医師の非積極的対応

一九九七年に佐藤章氏（当時、千葉県救急医療センター）は、こう書いています。

「脳死判定をしたり、治療を中止しなくても、早々に亡くなる患者さんなのだから、その

ようなこと（治療）をしなくてもよいのではないかという議論もあると思います。そのようなお立場の先生もたくさんおられることも知っていますが、脳死の患者さんは、そのような場合に本当に家族が思うように治療をされているでしょうか。私が少なくともいまの施設に行く前に経験した治療の内容は、ご家族が当然予想されているであろう、最重症の病気をわずらっている方になされている治療とはとうてい思えないものでした」（『脳死・脳蘇生研究会誌』一〇巻、一九九七年、九三～一〇九頁）。

同年に、看護師グループ「ナイス・ナース・ネットワーク」の座談会でも、臓器提供を断った患者家族が不利益な取扱いをされた実例を、S看護師が語っています（「座談会で語り合う『臓器移植』『脳死』問題」『月刊ナーシング』一七巻一〇号、一九九七年、八一～八三頁）。

＊＊＊＊＊＊＊＊＊＊

S：脳内出血で入院していた患者さんの呼吸が突然停止し、救命病棟へ運ばれて脳死状態になったんです。そのときに家族が腎移植を拒否したら、とたんに輸液は栄養性の低いものに切り替わってしまった。呼吸管理も十分とは言えないので、電解質のバランスが崩れて身体中むくんで悲惨な外観になっていましたね。一方、腎移植が決定した方は、きめ細かに管理されるのできれいな死に顔になる。複雑な心境です。

■脳死判定後に昇圧剤をニセ薬に変えた、呼吸器条件を落とした

一九九五年に日本救命医療研究会第九回研究会の総合討論（左記）では、脳死判定後の治療について「昇圧剤をダミーに変える」と発言した医師もいました。各発言は匿名で報告されています（『日本救命医療研究会雑誌』九巻、二一九～二三三頁）。

＊＊＊＊＊＊＊＊＊＊＊＊＊＊＊＊＊＊＊＊＊

司会　先生方の施設では、脳死という確実な判定ができたら、その後の治療の継続についてどのようにお考えになっていらっしゃるか、ちょっと教えていただきたいんですが、そうですね、東海林先生から一言ずつ教えてください。

演者　自主的に新しい治療を加えない、積極的な治療を加えないという方向で考えています。スイッチをOFFに、ということはしませんけれども、自主的に段々テーパリングをしていくという考え方です。

演者　私のところも同じような状態です。ことさら積極的な治療はしませんけれども、できるだけ家族の意向にそうような方向にもっていっております。

演者　現状の治療を継続するということですね。抗生物質とかそういう積極的なことはやりません。

演者　私どものところでは、家族に脳死ということを納得させて、家族がその状況を理解した場合に、ベンチレーター（本書注：人工呼吸器）は外しませんけれども、たとえば吸入気

酸素濃度を少しずつ下げるとか、あるいはカテコラミン（本書注：昇圧剤）をOFFにするとか、そういうことは徐々にやっていきます。

演者　私どもの病院においては、現段階では積極的な脳死判定を行っておりません。

演者　家族に十分説明して了解を得たうえで、昇圧剤を下げたり切ったりする程度の処置は行っております。

＊＊＊＊＊＊＊＊＊＊＊＊＊＊＊＊＊＊＊＊＊＊＊＊＊＊

演者　私どもの施設でも、蘇生直後から頻回に脳幹機能の測定を行います。それで脳幹死が確認された時点で家族に対して、いわゆる脳死状態に非常に近いこと、予後は絶望的だというムンテラ（本書注：病状説明）を繰り返し行います。ただし脳死で治療をまったくストップしてしまうことは日本人の心情に合わないということもありますし、実際に家族にそういうお話をしても、家族が呼吸器をOFFにすることを決断するのは不可能な場合が大部分ですので、実際にはカテコラミンをダミーに切り替えるとか、あるいは呼吸器の条件を落とすとか、そういう若干積極的な撤退を行っております。

演者　私たちのところも呼吸器の設定を落とすとか、昇圧剤を落とすとか、その程度のことはやりますけれども、呼吸器をはずすということまではやっておりません。ケースバイケースで、子どもの場合であれば目一杯やるという傾向が強いようです。

# Q19

## 「脳死と判定された人が回復した事例がある」と聞きました。どのような事例ですか

日常生活が一人でできるまでに回復し社会復帰した事例、臓器摘出寸前に脳死ではないことが発覚した事例、そして脳死判定後も長期間生存する長期脳死患者のなかに脳波や自発呼吸、痛み刺激への反応など脳死判定に反する脳機能が回復した事例もあります。

### ■社会復帰例1＝ザック・ダンラップ事件

二〇〇七年一一月一九日一一時一〇分、オクラホマ州のザック・ダンラップ氏は脳死判定で死亡が宣告されました。前出のQ17のとおり、脳死とされて臓器摘出が予定されていましたが、従兄弟がダンラップ氏の足の裏をナイフで切ったり、爪の下に激烈な刺激を与えて反応があることを見つけたことで、危うく生体解剖を免れました。五日後、ダンラップ氏は目を覚まし、一二月二日には事故後初めて両親に話しかけました。脳死を宣告されてから四八日後にはリハビリ病院を退院しました（二〇〇八年三月二三日放送のNBC News 'Dead' man recovering after ATV accident〈四輪バイクの事故で〝死んだ〟若者が生還！〉http://www.msnbc.msn.com/id/23768436/より、最終確認二〇一三年一月七日）。

《二〇一一年二月一〇日放送、フジテレビ「僕はまだ生きている！」から》

ダンラップ氏は、事故からおよそ二年後の二〇〇九年一二月に結婚し、二〇一〇年一〇月には愛娘のハーレーちゃんが誕生しました。肩の痛みや聴力など、わずかな障害が残っていますが、普段の生活に支障がないところまで回復しました。

ダンラップ氏「記憶障害があるのでもう忘れてしまったことも多いですが、皆がすでに僕がこの世を去ったかのような最後の別れを告げるのを耳にしました。そして医者が、僕の死亡宣告をしたのも覚えています。今覚えているのはそこまでです」。

## ■社会復帰例2＝エミリー・グワシアクス事件

二〇一〇年一〇月八日、ブルックリンでエミリー・グワシアクスさん（二一歳女性）はトラックにはねられ、ベルビュー病院センターに搬送されました。第二病日、母親のスーザンさんはナースから「娘さんは亡くなられた」と聞かされ、臓器提供を打診されました（二〇一〇年一二月二一日付ニューヨークタイムズ記事「Hit by a Truck and Given Up for Dead, a Woman Fights Back」）。臓器提供に同意後、スーザンさんがエミリーさんの耳元で、「愛してるからね、一生愛しつづけるから。それはずっと変わらないから」と言うと、エミリーさんが

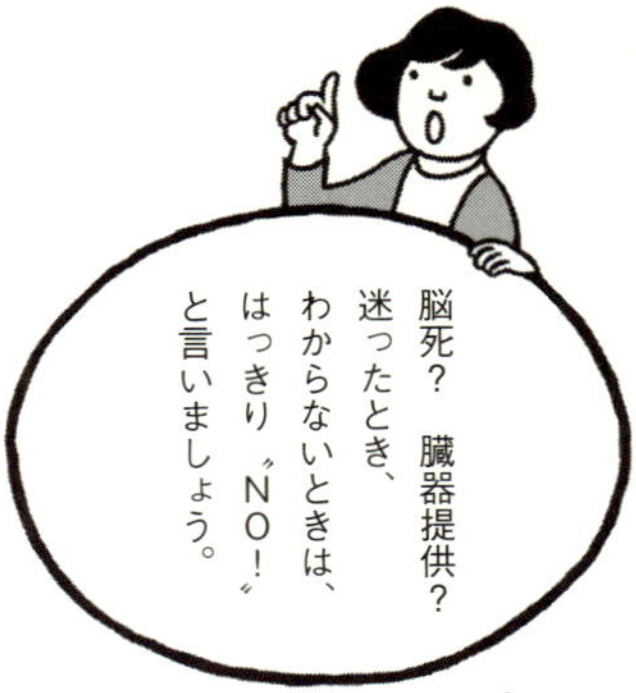
脳死？　臓器提供？
迷ったとき、
わからないときは、
はっきり〝ＮＯ！〟
と言いましょう。

コラム

## 典型的な閉じ込め症候群、フジテレビはあたりさわりのないように編集した

アンビリバボーの放送でコメントを求められて出演した千葉西総合病院神経内科の古川哲雄医師は、『神経内科』76 巻 5 号（p.530）に後日談を含めて以下を書いています。

「脳死と診断された患者には意識が残っている場合があり、閉じ込め症候群（locked-in syndrome）である可能性については 10 年以上前から何度も発表してきた。しかし、はっきりとした根拠を示すことが難しかったが、2008 年 3 月 24 日米国 NBC で放映された 21 歳男性 Zack Dunlap の例は、脳死患者がこのような状態であることをはっきりと証明したと言える。マスコミは脳死患者が生き返ったことのみを重視していたが、脳死患者が回復することはありうることで不思議ではない。心臓死でも回復例があり、そのため火葬、埋葬には 1 日待つのである。

問題は、脳死と診断されたとき、彼はベッドサイドで医師たちが話していることを、死亡時間の宣告まですべてわかっていたが、自分では話すことはもちろん手足を動かすこともできず、自分の意思を示すことがまったく不可能であったと回復後のインタビューではっきりと答えていることである。これは典型的な閉じ込め症候群である。

この放映は 2011 年 2 月 10 日、フジテレビのアンビリバボーでも取り上げられた。筆者はコメントを求められ、インタビューでは自分の考えをはっきりと話した。しかし、実際に放映されたのはあたりさわりのないように編集された内容で、筆者にとってはきわめて不満足なものであった。この放送では「臓器移植」という言葉はドナーの遺族を傷つけないようにあえて出さなかったとのことである。技術的にはどのようにでも編集できるマスコミの怖さにあらためて驚かされた。

ドナーはすべて臓器を取られて死亡するため訴える手段をもたない。しかし、たまたまこのような例があったことで，これは決定的に重要な症例である。（後略）」

左手を上げました。皆がパニックになって、ナースと医師を呼びました。エミリーさんは、インタビューに対して夢のような状態だったこと、アウトプットができない状態だったことも語っています（二〇一一年一月二五日付 RADIOLAB 音声「Finding Emilie」http://www.radiolab.org/2011/jan/25/finding-emilie/。最終確認二〇一三年一月七日）。

## ■臓器摘出の直前や人工呼吸器の停止後に、脳死ではないことが発覚したケース

### ●息をしたアメリカの脳死患者、臓器摘出直前、体が動いた!!

一九九〇年九月二六日午前一〇時二一分、ノースカロライナ州のカート・コールマン・クラーク氏（二二歳）は、自動車事故で脳死判定による死亡が宣告された。午後三時一五分、クラーク氏のまぶたが動いた。痛み刺激に反応し、かすかな自発呼吸をしていた。六日後、改めて死亡宣告を受けたが、その間、意識を回復することはなかった。クラーク氏の家族は、二度目の死亡宣告を受けたとき、臓器提供には首をたてに振らなかった（朝日新聞一九九〇年一〇月二六日付朝刊三面）。

### ●生後四一時間後に脳死判定のカナダの女児、六〇時間後に自発呼吸

三七週で出生した女児が、生後四一時間後にカナダの脳死判定基準を満たしました（無呼吸テスト実施）。アメリカの移植組織により心臓の利用が検討され、六〇時間後にアメリカの脳死判定基準（無呼吸テストはカナダよりも強い刺激を加える）に基づいてテストされたとこ

ろ、この女児は、しっかりとした呼吸をしました。臓器提供への同意は、両親により撤回されました（Simon D. Levin (McMaster University Medical Center): Brain death sans frontiers, *The NEW ENGLAND JOURNAL of MEDICINE*, 318 (13), 852-853, 1988.）。

## ■臓器摘出中止あるいは自発呼吸をしたケース

●神戸生命倫理研究会は、スタンフォード大臓器摘出チームの経験として、「五年間に約三〇〇の臓器調達経験のなかで三例の『早すぎた脳死判定』があり、いったん行ったが、引き返したこともある」と紹介しています（『脳死と臓器移植を考える——新たな生と死の考察』神戸生命倫理研究会編、メディカ出版、一九八九年、一九五〜二二〇頁）。

●豊見山直樹氏（那覇市立病院脳神経外科部長）「アメリカの移植に携わるコーディネーターの方と話をしたときに、ラフな運用と感じました。人工呼吸器をはずした際は、自発呼吸しはじめたのが数パーセント、五％近くあるんだよという話を聞きました」（「座談会・移植医療について」『沖縄県医師会報』二〇一一年二月号、一八七頁）。

## ■脳機能回復ケース

脳死判定後に、脳の活動や自発呼吸が復活した事例は国内だけでも多数報告されています（詳細は巻末資料一九六〜二〇二頁を参照）。

## ◆重症の脳不全患者への救命治療に関して

# Q20 「脳死」状態になる前に最善の救命治療が行われているのでしょうか

救急医療は未整備で、地域や病院によって差があります。さらに、臓器提供の意思があると病院が判断した場合、救命より移植のために臓器を保存する処置が優先されています。

一九九七年に臓器移植法が制定されたとき、参議院で「臓器摘出に係わる法第六条第二項の判定については、脳低体温療法を含めあらゆる医療を施した後に行われるものであって、判定が臓器確保のために安易に行われるとの不信を生じないよう、医療不信の解消及び医療倫理の確立に努めること」との付帯決議が可決されました。これは、脳に傷害を受けた患者も脳低温療法等によって救命可能になってきたこと、医療現場では、移植用臓器の機能を保つために、脳の治療には逆行する薬物投与が行われていた実態があり、不信と疑念をもたれたからです。しかし、この決議に基づき最善の救命が行われているでしょうか。

法的脳死判定七例目の臓器提供において、杏林大学医学部の田中秀治氏は、「臨床的脳死に至り、翌日に患者家族から臓器提供の意思表示をいただいた。（中略）患者の臓器提供の意思をかなえるべく、患者家族に昇圧剤の変更や輸液の増量、血漿製剤の使用の了解をいただき、ドナーの循環動態の改善に努めた。（中略）本来ドナー管理は、法的脳死が確定してから行われる管理を示す言葉ではあるが、実際の臨床の現場ではむしろ法的脳死が確定するまでの間の管理こそ、本当の意味でのドナー管理がなされるべきであることを実感した（『ICUとCCU』二五巻三号、二〇〇一年、一五五～一六〇頁）」と書いています。

大阪大学の福嶌教偉氏も「二〇〇二年一一月以降は、メディカルコンサルタント（MC）が導入され、第一回目の脳死判定以降に提供病院に派遣され、（中略）提供可能な臓器数を増加させるとともに、移植後機能を良好にするための管理を行う。（中略）本来は第二回目の脳死判定以後の管理となるが、ADHの投与、中枢ラインの確保、人工呼吸器の条件の改善、体位変換、気管支鏡などによる肺リハ、感染症の管理は、提供施設の了解があれば、ドナー家族の脳死判定・臓器提供の承諾の取れた以後、可能である（『移植』四六巻四・五号、二〇一一年、二五一～二五五頁）」と書きました。

臓器移植法により合法化されていることは、二回目の脳死判定終了後に脳死での死亡を宣告し、ドナー管理を含む臓器摘出目的の処置を開始することです。ところが、田中氏、福嶌氏はともに「本来ドナー管理は、法的脳死が確定してから」と認識しながら、実際には法的脳死確定前にドナー管理の開始が慣例化されています。「最善の治療」どころか、臓器移植法は形骸化されていると言わざるをえません。

# Q21 「脳低温療法」とは何ですか

「脳低温療法」とは、日本大学医学部付属板橋病院救命救急センターの林成之教授が一九九〇年代に確立したもので、頭部に外傷を負った重症の脳障害患者に有効として世界的に脚光を浴びた治療法です。

どんな方法かというと、

「脳低温療法は、流水の流れるパットを患者の体に当てて冷やし、冷たくなった血液が循環することで脳を冷やす方法である。脳はひとたび障害が発生したとき、温度がどんどん高まって腫れ上がっていき、最初の発症時にダメージを受けた脳細胞から周辺の健康な脳細胞へと、次々に破壊が広がっていく。このとき脳の活発な活動はかえって有害な反応を進行させてしまう。そこで脳を冷やすことによって、動物が冬眠するように脳の活動を抑え、有害な反応が治まるのをじっと待つ」（高知新聞社会部「脳死移植」取材班著『脳死移植　いまこそ考えるべきこと』河出書房新社、二〇〇〇年、六九頁）というものです。

一方で、豊富な知識とデータ管理が必要で、簡単にはできない高度専門医療とも言われています。この点について、「林教授は基礎研究を重ねたうえで、脳温に着目し、その下限を三二度までに決めた。体温が低くなることで免疫機能が落ち、感染症を引き起こしやすいという面については、医師や看護婦らスタッフが刻々と変わる患者の体のデータを徹底的に監視しながら、脳温を正確に調節、維持するという、徹底した集中管理のチーム医療を行うことで、高い救命率と社会復帰を導き出すことに成功した」(同、七〇頁)

こうして、研究が重ねられ、実績もあげているので、Q20で記したように国会の付帯決議でも脳死判定を行う前提として「……脳低体温療法を含めあらゆる医療を施したあとに行われるもの……」と盛り込まれています。しかし、感染症の発生や予後不良などのデメリットや、低体温療法を行うと病院が赤字になるなどの理由をあげて、この療法を行わない施設もあるようです。早急に全面的な保険診療の認定が行われ、有益な治療法が活用される医療政策にしてほしいものです。

脳低温療法で回復した事例が掲載されていた新聞記事などを紹介します。

ドクターヘリで搬送、救命救急病院での脳低温療法で回復した子どもの新聞記事

【ため池転落：心肺停止三歳男児が無事退院】

今月二日に愛知県設楽町で氷の張ったため池に落ち心肺停止状態になった玉越光ちゃ

ん（三歳）が二二日、搬送先の静岡県立こども病院（静岡市葵区）を無事退院した。直後にドクターヘリで約八〇キロ離れたこども病院に運び「脳低温療法」を施したことが奏功した。光ちゃんを抱いて病院で記者会見した父親の立佳（たつよし）さん（四二歳）は「見つけたときは死んだようだった。元気な顔が見られてうれしい」と話した。

一家は正月、設楽町の妻の実家に帰省。二日午前一〇時ごろ、姿が見えなくなった光ちゃんを探していた立佳さんが近くのため池の氷に穴が開きブーツが浮いているのを発見し、光ちゃんを池から引き上げた。愛知県のドクターヘリが出動中で、県境に近い静岡県西部の聖隷三方原病院のドクターヘリが小児集中治療室のあるこども病院に運んだ。

本格的な治療は発見の一時間四六分後に始まった。脳低温療法は体温を三三〜三四度に保ち、脳障害の進行を遅らせる。一〇〜三〇分間の心肺停止状態で脳が酸素不足に陥り、脳の組織が肥大する「脳浮腫」となる恐れも高かったが、光ちゃんは四日後に目を覚まし、後遺症もなかった。発見時に体温が二八度まで下がって脳組織の活動レベルが低下したことで、長時間の酸素不足に耐えられたらしい。

ドクターヘリは医療設備を備え、専門医が救急治療をしながら医療機関まで患者を運ぶ。同病院の植田育也・小児集中治療センター長は「現場は山間部で、救急車では救命は絶望的だった」と話した。（二〇〇八年一月二三日、毎日新聞より）

## コラム　低体温下の ICU 管理で大人も「奇跡」的に回復

食道がんの名医である加藤抱一氏（1944 年生まれ。環境省・公害健康被害補償不服審査会会長、外科医）が、2010 年 10 月 25 日発行の『日本臨床外科学会雑誌』（第 71 巻 10 号）の編集後記に「植物状態にもなれないだろう」と診断された状態から生還されたご自身の貴重な体験談を以下のように綴っています。

「……不人気とは逆に、最近毎日のように紙上で目にするものに、改正臓器移植法によって脳死の判定を受けた人の臓器移植が家族の承諾だけで行われた記事がある。その記事を目にするたびに、半年前、私自身に起こった心肺停止の経験が思い起こされる。人工呼吸と数回の AED で心拍は再開したが、当日と翌日の 2 回の脳波を含む諸検査結果をもとに、救急病院の担当医から家族に、回復の可能性は絶望的であり、植物人間にもなれないだろうと説明された。しかし、家族の希望で低体温下の ICU 管理が継続され、3、4 日後には意識が回復に向かい、2 週間で ICU を退出。約 1 か月で独歩退院して、6 か月後の今こうして編集後記を書いている。私事で恐縮だが、私の蘇生に関与してくださった皆様にこの場を借りて心からの感謝の意を表したい。

私自身はまだ意識が朦朧としていたときのことで家族から聞いた話ではあるが、救急担当医は、私の回復を「奇跡が起こった」と表現したという。この奇跡は、私自身にとって極めて幸運な出来事であったと同時に、非常に勉強になった。私の家族や知人、蘇生に携わっていただいた救急関係者の方々にとっても貴重な経験となったに違いない。のみならず、あれが奇跡であったとすれば、当世人気の臓器移植の対象となる脳死に関連した資料として、不人気な症例報告をする意義がある出来事であったと思う。一流の救急病院で適切に対応していただいた結果であるから、症例報告に必要な医学的資料は十分に存在しているはずである」

低体温下の ICU 管理で大人も「奇跡」的に回復することがあるのです。こうした事例の症例報告を積み上げて医学研究へと生かし、多くの人の命を救ってほしいものです。

## Q22 これまで「脳死」から臓器摘出された事例で救急医療や救命治療に問題はなかったのでしょうか

最善の救命治療を受けずに臓器提供のための処置や脳死判定が優先されたとして、弁護士会に人権侵害救済申し立てが行われた事例が四件あります。そのいずれも弁護士会は著しい人権侵害があったことを認めて、当該病院や厚生労働省に人権侵害の防止勧告または改善の要望が出されました。ただ最近では、治療内容の詳細など、ほとんどの事実が開示されないために、検証も不可能になっています。

ここでは過去に人権救済の申し立てがされた四例のうちの二例について紹介します。

### ●第一例目の高知日本赤十字病院の事例

脳神経外科医の近藤孝医師は、この事例について意見書を提出しました。そのなかで、検証会議（当時は作業班）が、「脳低温療法の適応はなかった」と報告したことや、主治医の治療判断について次のように記述しています。「担当医は会見で脳低体温療法をしなかった理由として、『脳ヘルニアを併発している。低体温療法が有効だとは聞いていない』と述べた。

脳ヘルニアについては前述のように脳圧下降剤で状態の改善が見られたにもかかわらず、血腫除去手術をすぐに行わなかったためである。また血腫除去手術で脳ヘルニアを予防したあとで、脳低体温療法によって状態の改善が期待できたのである」。

またこの事例では、早い段階でドナーカードが提示されていたこともあり、薬物の影響下で救命治療に必要もない脳波測定を繰り返し、法的脳死判定前に合計四回も脳波を測定しています。この点についても「脳死になるのを救命治療の早い段階から待っているようなもの」と指摘しています。

## ●第四例目の大阪府立千里救命救急センターの事例

大阪府立千里救命救急センターでは、ガイドラインや規則に違反して、救命に禁忌である無呼吸テストを繰り返し行い、さらに救命治療とは逆の抗利尿ホルモンを早くから投与して、移植のために臓器保存の処置を施しています。救命から臓器保存への治療の変更は、二回目の法的脳死判定で脳死が確定したあとでないと許されないことです。

日本移植学会が定めた行動指針（一九九七．四．一二）でも「脳死が確定し臓器提供の承諾が得られた時点で、主治医及び家族の同意を得た上で行われる」と治療方針変更の時期を明記していますが、この行動指針にも反していました。臓器移植は本来あるべき救命救急の医療現場を大きく変えています。

コラム

## 米国の臓器獲得組織 (OPO) の元理事が、生存可能な患者をドナーにする現状を批判

2012 年 3 月に発行された米国医師会倫理ジャーナルに、Joseph J. Fins 医師による“重症脳損傷と臓器提供の勧誘：自制の呼びかけ”が掲載されました（http://virtualmentor.ama-assn.org/2012/03/stas1-1203.html、最終確認 2013 年 1 月 7 日）。

地元の臓器獲得組織（OPO）の理事を辞任した Fins 医師は、重症脳損傷の患者からの臓器摘出の状況が納得できなかった、と以下の理由を指摘しました。

①重症脳損傷の患者が、死ぬことが確実に決まっているかのように捉えられ、身体も脳もまだ生きているうちから臓器ドナーと目されてしまうこと、② OPO の職員たちが ICU の中に居座って、いつでも仕事にかかろうと待ち構えていたこと、③ OPO 職員には、「もう私たちのものですからもらっていきますよ」といった表現すらする者もいたこと、④重症脳損傷から患者が助かって回復した後になって、その患者家族が OPO 職員のふるまいをハゲタカのようだったと嫌悪していること、⑤ OPO の職員は臓器を獲得したいあまり病人はもう予後が決まっているかのように言ったこと、など。

そして、「臓器提供を勧めるに当たって、時を待ってみる、という自制をしてはどうか」と提案しています。

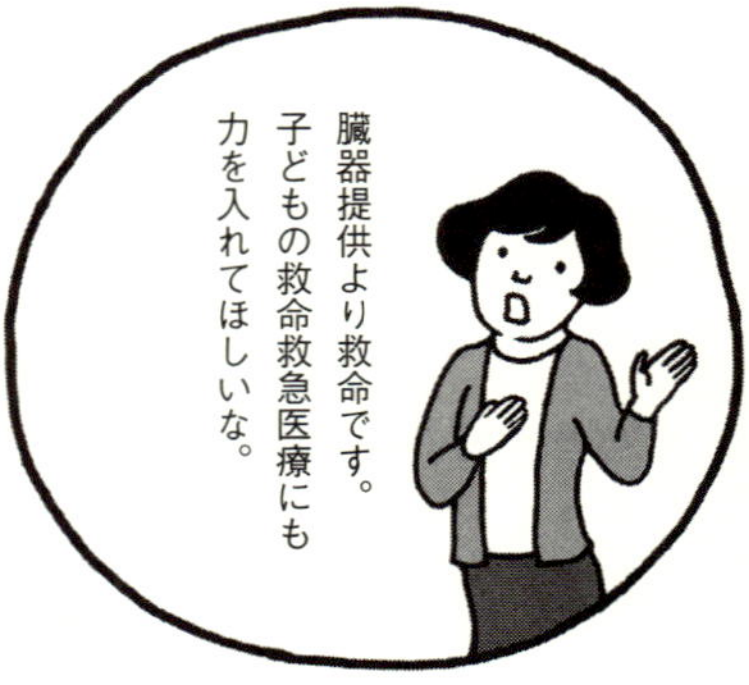
臓器提供より救命です。
子どもの救命救急医療にも
力を入れてほしいな。

# ◆「脳死下」「心停止下」での臓器摘出に関して

## Q23 臓器を摘出するときに筋弛緩剤や麻酔薬が使われると聞きましたが、本当でしょうか。なぜ使うのですか

本当です。

普通に考えれば、死亡した人から臓器を摘出するなら、麻酔は必要ないはずです。報道や医学文献から筋弛緩剤や麻酔薬の使用が確認できるのは、法的脳死判定事例で一七例ありま す(巻末資料二〇三頁は三例のみ掲載)。心停止下腎臓摘出でも使用されています。筋弛緩剤を投与するのは、臓器提供者にメスを入れたとき、刺激で体が動き臓器摘出ができなくなるからです。麻酔薬を投与しなければ、血圧が急上昇して、移植用臓器に悪影響を与えるからです。脳死判定後、麻酔薬の投与なしで臓器摘出がなされた場合は、臓器提供者が耐えられない痛みにより昏睡から醒める可能性もあるのです。

### ■「脳死下臓器摘出時に麻酔は必要ありません」と、移植医が国会で虚偽の報告

二〇〇八年六月三日の衆議院厚生労働委員会臓器移植法改正法案審査小委員会において、

福嶌教偉参考人（大阪大学医学部教授）は以下の発言をしました。

「痛みをとめるようなお薬、いわゆる鎮静剤に当たるもの、あるいは鎮痛剤に当たるもの、こういったものを使わなくても摘出はできます。ですから、麻酔剤によってそういったものが変わるようであれば、それは脳死ではないと私は考えております。

実際に五〇例ほどの提供の現場に私は携わって、最初のときには、麻酔科の先生が脳死の方のそういう循環管理ということをされたことがありませんので、吸入麻酔薬を使われた症例がございましたが、これは誤解を招くということで、現在では一切使っておりません。使わなくても、それによる特別な血圧の変動であるとか痛みを思わせるような所見というのはございません」

日本移植学会広報委員会編『脳死臓器提供Q＆A　第一版』（二〇〇八年九月作成）には、次のように書かれています。「血圧をコントロールする目的で数例で吸入麻酔薬が使用されています。しかし、これは痛みをとるために使用されたものではありません。九〇％以上の摘出手術では、一切麻酔薬（吸入・静脈内投与とも）は使用されていません。（中略）臓器摘出手術の際に、体幹や四肢の筋肉が動くと手術ができないため、これまで七二例全例で筋弛緩薬が使用されています」と。

ところが、臓器摘出中の薬剤がわかる資料の範囲では、筋弛緩剤だけで臓器摘出を完了できたとわかるのは法的脳死判定三例目と三三例目、この二例しかありません。

図５　臓器摘出手術時の麻酔管理記録

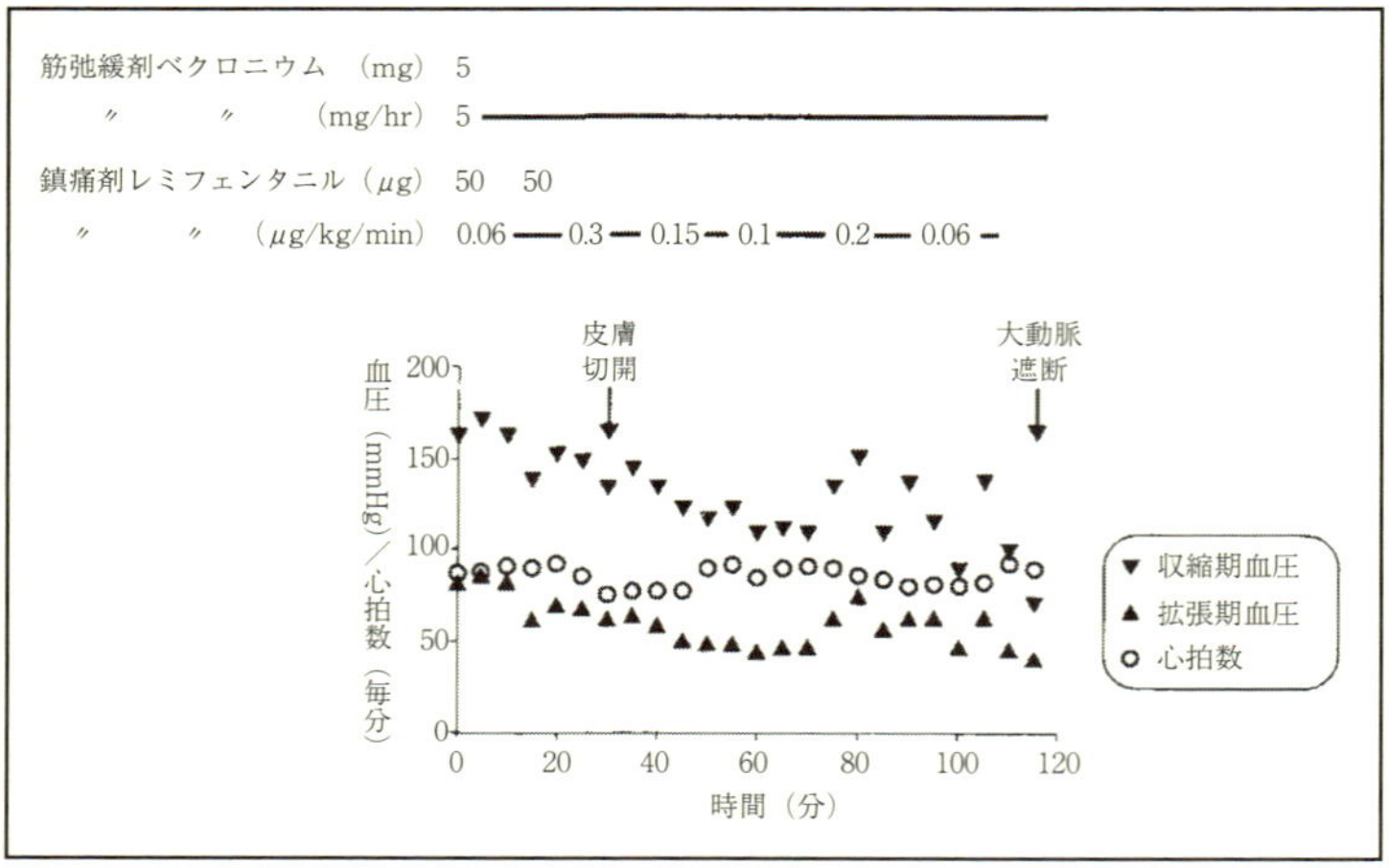


出典：『臨床麻酔』31巻8号、2008年、p.1354の図の一部抜粋。

図５は二〇〇七年二月の法的脳死判定五三例目、札幌医科大学で臓器を摘出された二〇代女性の麻酔管理記録です。皮膚切開の直前に鎮痛剤レミフェンタニルが大量に静脈注射され、手術中にも血圧、心拍数が変動し、鎮痛剤の投与量を増減させて対応しています。

福嶌参考人の陳述どおりに「臓器摘出に鎮静剤や鎮痛剤は不要、麻酔剤によって血圧の変動、痛みを思わせる所見があったら脳死ではない」なら、この女性も脳死ではなかったと言えるのではないでしょうか。

## ■筋弛緩剤・麻酔薬を使う理由は脳死でも起こる反射を抑えるためか

脳死判定・臓器提供を進める医師ら

は、臓器摘出時の筋弛緩剤・麻酔薬使用について、隠ぺいがきかない相手を前にして初めて「脊髄反射への対処」と説明を変えます。

「臓器摘出時の血圧急上昇は脊髄反射です。体が動くことは主に脊髄自動反射というものです。脳死は大脳・脳幹の機能が失われた状態ですから、大脳・脳幹より下の脊髄が機能していても問題ありません。脊髄反射があっても、臓器提供者が痛みを感じる心配はありません。摘出する予定の移植用臓器が、高血圧や低血圧で移植ができなくなるように傷んでは、せっかくの尊い臓器提供意思を無駄にすることになりますから、筋弛緩剤・麻酔薬を使います。筋弛緩剤は筋肉に効き、麻酔薬は脊髄に効いているんです。『脳死判定された人の大脳に意識があって、そこに麻酔が効いている』ということはありません」と(『臨床麻酔』三一巻八号他)。

この説明は本当でしょうか。これまでに見た脳死判定の不確かさ、そして臓器摘出の前後に脳死ではないことが発覚したケースからは、多くは「脳死判定が誤診で、脳が働いている。意識もあるかもしれない。そこに麻酔が効いている」可能性が考えられます。

臓器摘出時に筋弛緩剤が使われたことは、「そうしなければ移植用に臓器を摘出できなかった」ということです。臓器提供者に(他人にはわからない)内的意識があった可能性を否定できません。脳に傷害を負った患者に混乱した弱い意識があった場合には、メスで体を切り裂かれる痛みを感じながらも表示できなかったために、麻酔は不要とされ、筋弛緩剤だけの投与で済まされることになった、そんな患者の存在も想定しなければなりません。

## ■心停止後の死後（と称する）臓器提供時における麻酔薬の使用

「心停止下臓器摘出」でも麻酔薬が使用されています。

一九六九年に千葉大学第二外科は、ドナーの心停止後に「心臓マッサージ、それからもちろん挿管して麻酔器をつけてあるわけですが、それをずっと続け、手術場に運んでいきます」と発表しています。二〇〇八年にアメリカのデンバー小児病院からは、心停止・心臓ドナーにフェンタニル、ロラゼパムの麻酔薬・鎮静剤を投与したことが発表されています。

麻酔薬を使用する理由は、短時間の心停止があっても、その後に心臓マッサージなど蘇生処置と同じことを行うため、痛みを感じる生体と同様と考えられること、場合によっては蘇生して抵抗される可能性も否定できないからです。人為的に心停止させるケースでは、ドナーが断末魔の状態になると周囲の医療関係者が動揺したり、ドナーが長期間、心停止しない可能性もあり、移植用に臓器を摘出できなくなるからです。とくにアメリカで行われた心停止下心臓移植では、ドナーが長時間、苦しんだあとに心停止すると、心臓が移植用臓器として使えなくなるため、早期に心停止に至らせるために投与されていると考えられます。

コラム

## 「むごいことをしてしまった、かわいそうなことをした」と後悔するドナーファミリー

家族を法的脳死判定で臓器提供した遺族のなかには、臓器提供後に筋弛緩剤・麻酔薬が投与されることを知り、こう語った人もいます。「脳死っていうのは、死んでいるけれど生身でしょう？だから、手術のときは脳死でも動くんですって。動くから麻酔を打つって言うんですよ。そういうことを考えると、そのときは知らなかったんですけども、いまでは脳死からの提供はかわいそうだと思えますね。手術のときに動くから麻酔を打つと言われたら、生きてるんじゃないかと思いますよね。それで、後になってなんとむごいことをしてしまったんだろうと思いました。かわいそうなことをしたなぁ、むごいことをしたなぁと思いました。でも、正直言って、何がなんだかわからなかったんですよ。もうそのときは忙しくて」（春日直樹編『人類学で世界をみる』ミネルヴァ書房、2008年、pp.39 ～ 57）。

# Q24 脳死下、心停止下の臓器提供ではどんな手順で臓器が摘出されるのでしょうか

法的脳死判定・臓器摘出では、ドナーを手術室に迎え摘出手術を始める準備を整えたところで、ドナー家族に臓器提供の最終意思確認を行い、確認後に黙祷をしたうえで摘出手術が開始されます。臓器摘出は、ドナーを開胸し、開腹したあとに、移植医の視診・触診により各臓器の最終評価がなされ、通常は心臓↓肺↓小腸↓肝臓↓腎臓の順番に摘出が行われます。心臓を摘出する前には、心臓に塩化カリウムを注射して、拍動を停止させます。脳死下臓器提出の手順については、一〇八頁のイラストをご覧ください。

## ■心停止ドナーからの臓器摘出手順

次に「心停止後の臓器提供」と称する腎臓摘出例を見ます（表4）。一九八四年八月二三日の滋賀医科大学病院における二五歳男性からの腎臓摘出手術は、心停止（一四時二六分）よりも一二一分前（一〇時二五分）に開始されています。腎臓の鮮度を保つための灌流開始

も、人工呼吸器の停止も、心停止前に行われています。

表４　心停止後の腎臓摘出例の摘出例

| Donor：25 歳男性、学生、脳挫傷 | 1984 年 8 月 | Recipient：39 歳男性 |
|---|---|---|
| 交通事故、滋賀医大入院 | 10 日 | |
| 半昏睡、除脳姿勢<br>出血巣拡大→減圧開頭術 | 11 日 | |
| 昏睡 | 16 日 | |
| 血圧低下、呼吸微弱<br>脳幹反射消失、<br>レスピレーター使用 | 17 日 | |
| 呼吸停止、脳波（±） | 18 日 | |
| 脳死確認<br>腎提供同意 | 21 日 | |
| | 22 日 | 入院→血液透析、輸血、<br>免疫抑制剤投与 |
| 10：00　OP 室搬入<br>10：25　手術開始<br>14：22　灌流開始<br>14：24　レスピレーター off<br>14：26　心停止<br>14：32　右腎摘出<br>14：34　左腎摘出 | 23 日 | 11：52　麻酔<br>12：45　手術開始<br>15：21　血流再開<br>（左腎を移植）<br>15：44　初尿 |

出典：「滋賀医科大学における死体腎移植症例の検討」『滋賀医学』12 巻 2 号、1990 年、p.49。

つまり、手術開始、腎臓の灌流、人工呼吸器の停止と連続した臓器摘出目的の行為が、この二五歳男性の心停止を引き起こした可能性が高いと考えられます。

ドナーが心停止する二時間半前にレシピエントに麻酔をかけ、腎臓の灌流を開始する一時間半前からレシピエントの手術を開始したことも注目されます。レシピエントに麻酔をした時点で、ドナーは心停止させられることが不可避とされたのでしょうか。

一九九五年に日本腎臓移植ネットワーク（後に日本臓器移植ネットワーク）発足後には、心停止ドナーの心臓が拍動中に開腹まで行うケースは激減し、二〇〇六年の射水市民病院事件発覚後には、人工呼吸器の停止も激減したと見込まれます。そこで、心停止前の開腹や人工呼吸器停止がなされなかった場合の「心停止後の臓器提供」と言われる腎臓摘出の経過を見ると、移植用の臓器として使用できるように、心臓が止まる前から人為的な操作が行われていることがわかります。左記の『八千代病院紀要』（二八巻一号、二〇〇八年、七六〜七七頁）に掲載されている「臓器・骨・角膜提供症例報告」をご覧ください。

一〇代男性は二〇〇五年一〇月二五日に小脳出血を発症、二〇〇七年一月一九日に呼吸器を離脱しリハビリを開始したが、五月四日、朝に心肺停止。五月一二日、脳死判定の説明と臓器提供オプションが提示され、両親が承諾した。
五月一四日、血圧一〇〇台。五月一六日、血圧八〇台。

五月二二日　血圧六〇台前後となり摘出医へ連絡
　　　　　　七時　五分　家族へ連絡、カニュレーション処置の確認
　　　　　　七時二二分　カニュレーション留置
五月二三日　七時一五分　血圧六〇台、摘出医来院、留置カニュレーション洗浄
　　　　　　二〇時一〇分　県コーディネーター、主治医にて呼吸器設定の検討
　　　　　　二一時一〇分　家族同意のもと呼吸器設定を変更
　　　　　　二三時時点　血圧六〇台、徐々に低下
五月二四日　一時一四分　死亡確認
　　　　　　一時一六分　死体内灌流開始
　　　　　　五時五〇分　両腎、両眼、骨の摘出終了

この一〇代男性ドナーには、法的脳死判定ではなく、一般の脳死判定が行われました。五月二二日に臓器摘出目的のカテーテル挿入（腎臓移植待機患者に新鮮な腎臓を提供する目的での、ドナーへの傷害）が行われ、二三日に人工呼吸器の設定変更がなされ、血圧の低下、心停止に直結したと見込まれます。二四日一時一四分に死亡確認、その二分後に生前に挿入したカテーテルを介すると考えられる灌流が行われています。これらの行為は、「心停止後の臓器提供」ではなく、実質的に法律に基づかない「脳死下臓器提供」となっています。

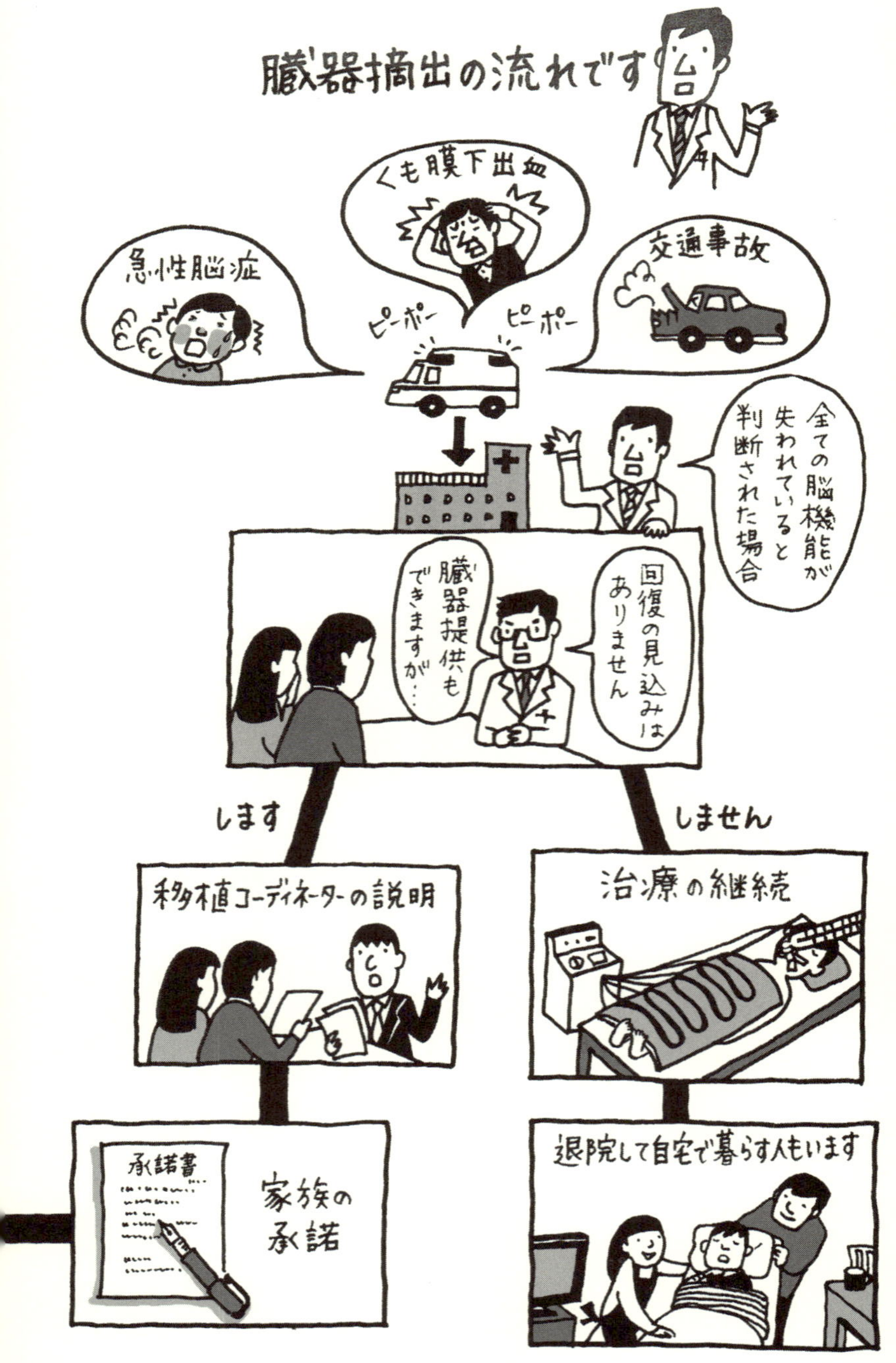

臓器摘出の流れです
くも膜下出血
急性脳症
交通事故
ピーポー
ピーポー
全ての脳機能が失われていると判断された場合
回復の見込みはありません
臓器提供もできますが…
します
しません
移植コーディネーターの説明
承諾書
家族の承諾
治療の継続
退院して自宅で暮らす人もいます

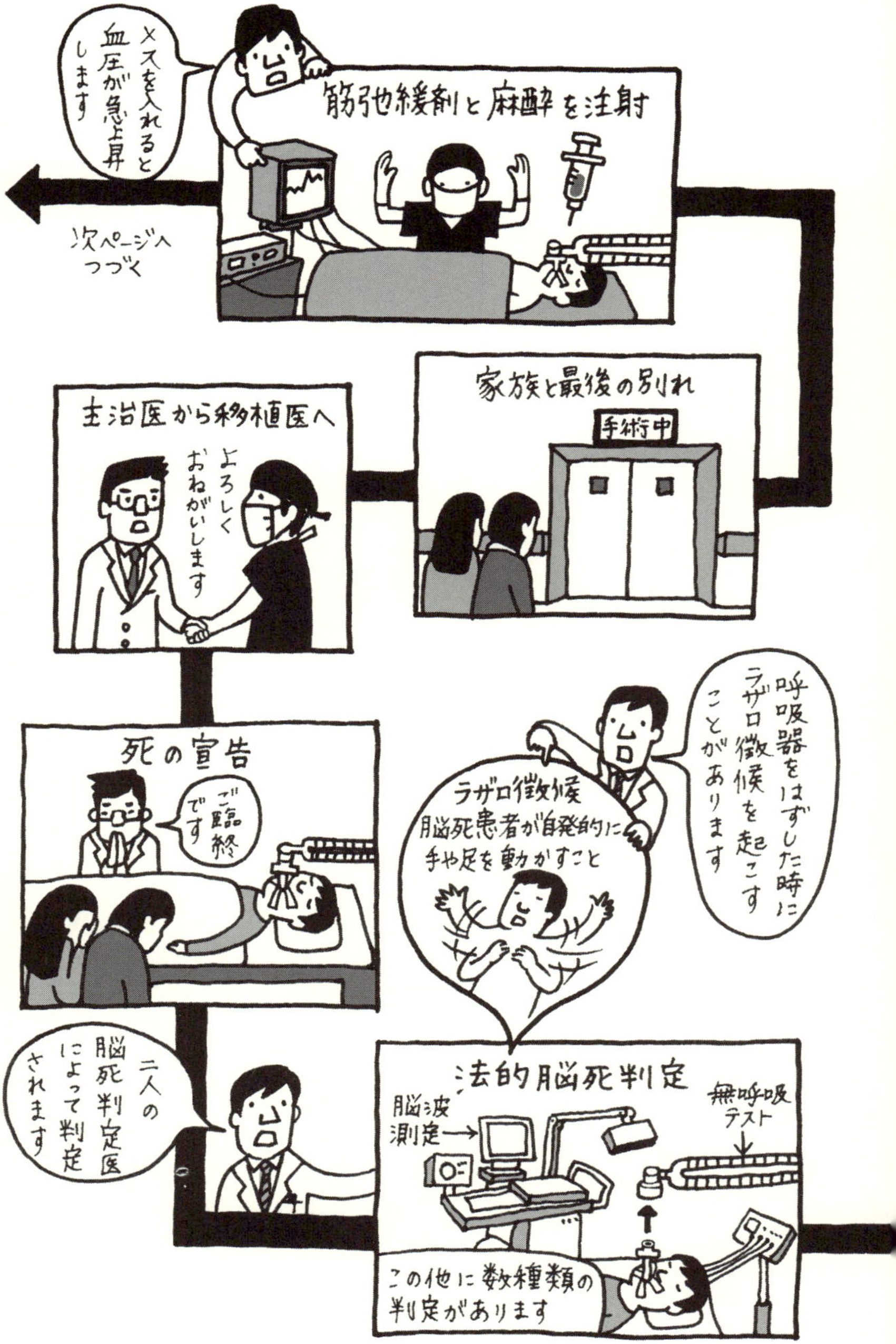

法的脳死判定
脳波測定→
無呼吸テスト
この他に数種類の判定があります
二人の脳死判定医によって判定されます
ラザロ徴候
脳死患者が自発的に手や足を動かすこと
呼吸器をはずした時にラザロ徴候を起こすことがあります
死の宣告
ご臨終です
主治医から移植医へ
よろしくおねがいします
家族と最後の別れ
手術中
筋弛緩剤と麻酔を注射
メスを入れると血圧が急上昇します
次ページへつづく

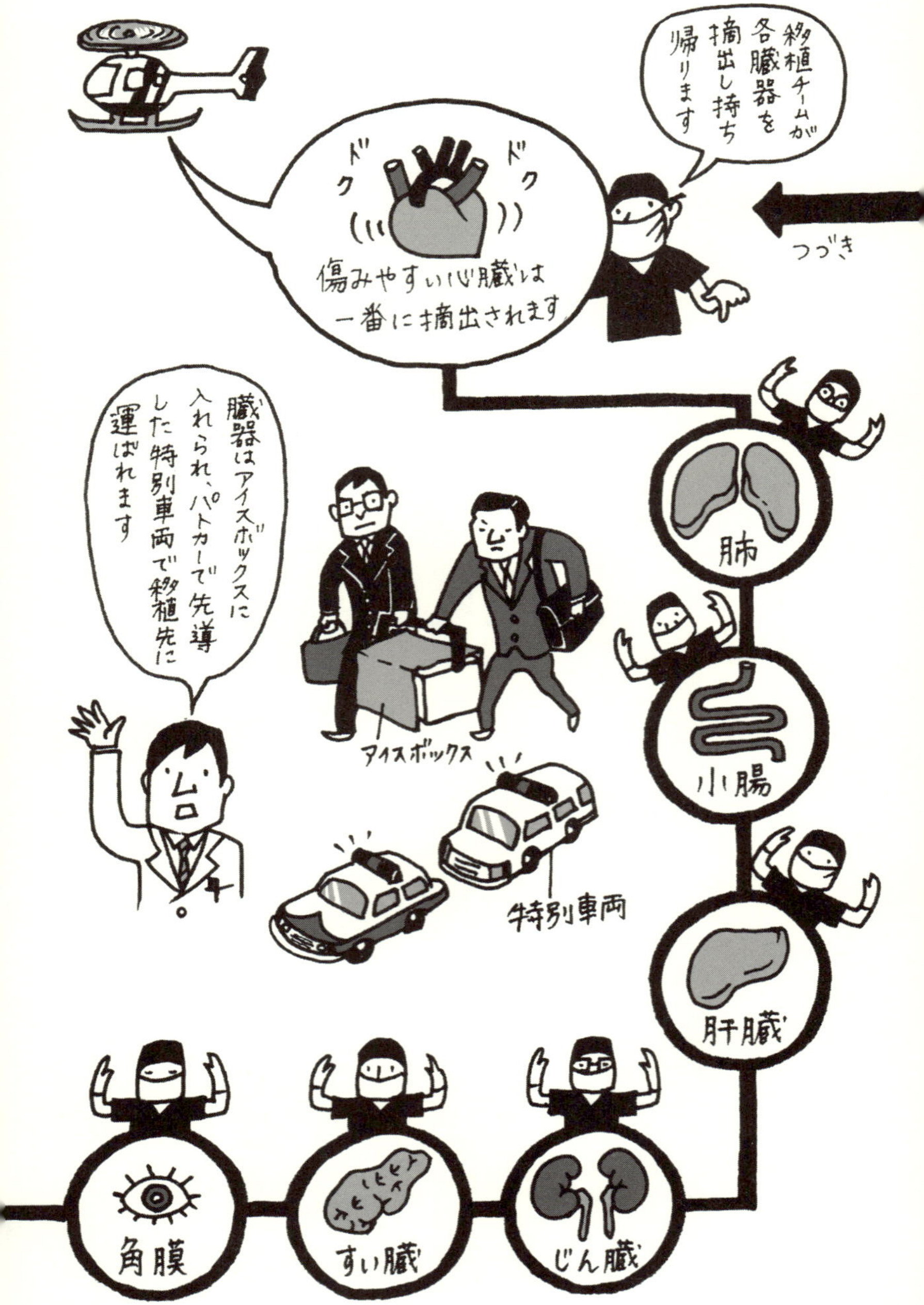
移植チームが各臓器を摘出し持ち帰ります
つづき
ドク
ドク
傷みやすい心臓は一番に摘出されます
肺
小腸
肝臓
臓器はアイスボックスに入れられ、パトカーで先導した特別車両で移植先に運ばれます
アイスボックス
特別車両
じん臓
すい臓
角膜

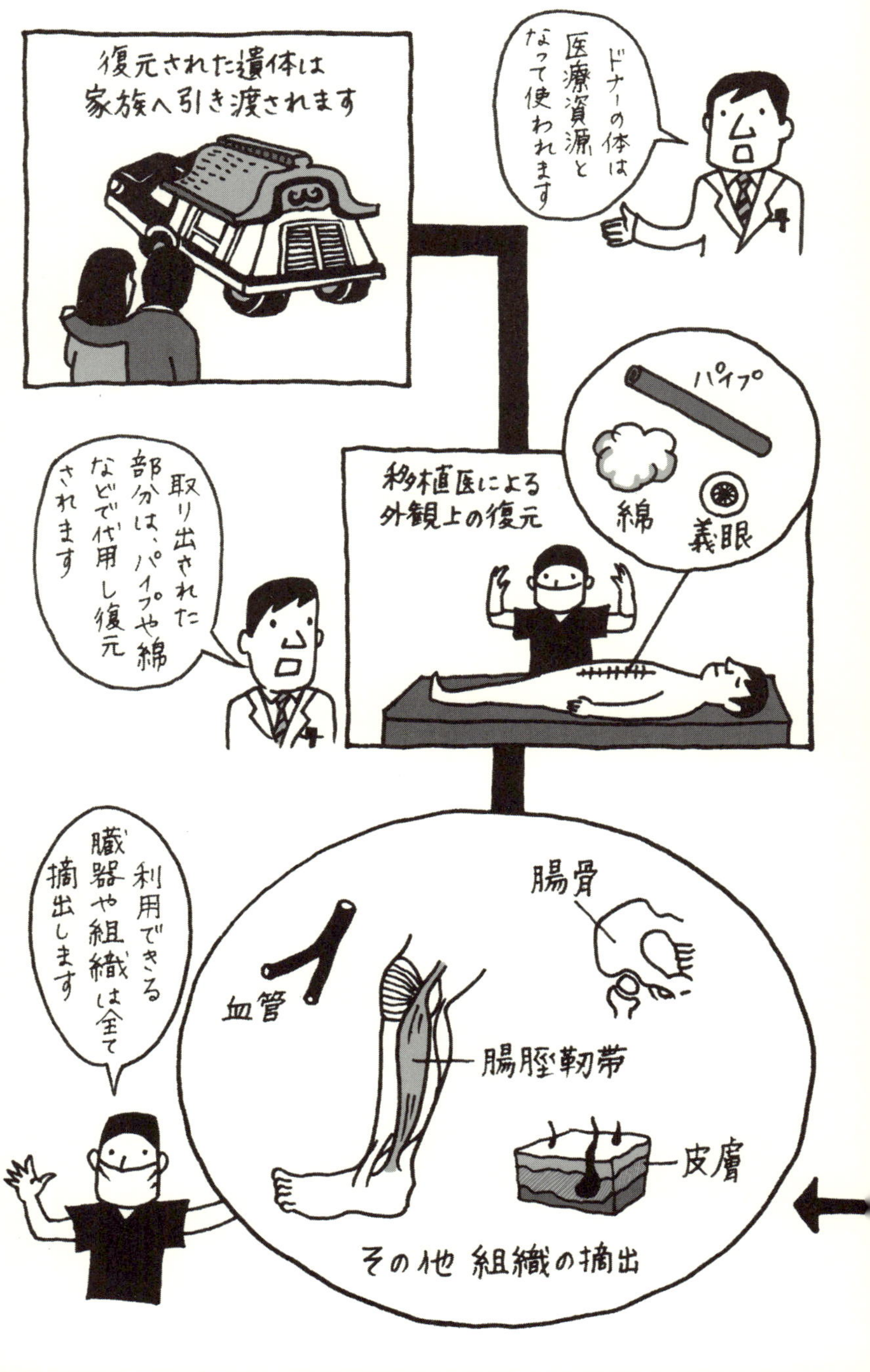

復元された遺体は
家族へ引き渡されます
ドナーの体は医療資源となって使われます
移植医による
外観上の復元
パイプ
綿
義眼
取り出された部分は、パイプや綿などで代用し復元されます
利用できる臓器や組織は全て摘出します
腸骨
血管
腸脛靭帯
皮膚
その他 組織の摘出

## Q25 三徴候死による死亡が宣告された直後の人に、即座に、どのようなことを行っても許されるのでしょうか

三徴候死による死亡宣告が行われても、火葬や埋葬（土葬）はさらに二四時間経過後とされています。自然に蘇生する可能性もあるからです（巻末資料二〇五頁参照）。万が一自然に蘇生したならば、土葬では「地中深く身動きできない、暗闇の棺桶の中で絶望と孤独、酸素欠乏による呼吸困難のうちに死んでいく」ことになり、火葬では「焼け死ぬ」ことになり、臓器や眼球・皮膚の摘出を行うと「生きたまま解剖される」ことになります。

臨死期の倫理を最も侵害しているのが、「心臓が停止した死後（心停止後）」として行われている臓器や組織の摘出です。ドナーの心停止を早める行為や心停止前から臓器保存のための処置が行われていることは、Q24に記しました。なかには、ドナーとなった少年を凍死させて腎臓を摘出した事例もあります。第二回腎移植臨床検討会（日本移植学会雑誌『移植』四巻三号、一九三一～二五二頁）における弘前大学第一外科・山本実氏の「一九六八年七月二三日の腎臓移植についての報告」では、左記の内容が発表されています。

ドナーとなったのは一四歳の少年でした。脳内の血管腫の破裂により昏睡状態となって五日後に自発呼吸がなくなったため、人工呼吸器を四日間使いましたが、昇圧剤を使っても血圧低下を防げない状態となりました。そこで、救命できないと判断し、家族から死後の腎臓提供について承諾を得ました。それから人工心肺につないで、心臓と肺の機能を代行する補助循環を行いましたが、補助循環を中止すると血圧が三〇mmHgと低下してしまいます。こうなると腎臓への血流が減ってしまい、移植用臓器としての腎臓の保護ができない可能性があります。そこで、人工心肺を使って全身の冷却を四〇分間行いました。体温三一℃で心停止したので、以後、急速に冷却を続け、直腸温二五℃、食道温二五・六℃で二個の腎臓を摘出しました。（原文を簡略化しています）

「心停止」ドナーからの臓器・組織の摘出は、三徴候死による死亡宣告から二四時間以上経過後に行われているのではありません。死亡宣告から平均して数分以内に臓器摘出術が開始され、数十分以内に完了していると思われます。前述（Q23）のとおり、死亡宣告後に心臓マッサージ、人工呼吸器そして麻酔器とつないで手術室に搬送された「心停止」ドナーもいます。眼球や皮膚、骨の摘出完了は、死亡宣告から数時間以内が多いのですが、なかには眼球の摘出が二〇分というケース（「大阪アイバンクの現況」『日本眼科紀要』四八巻六号、一九九七年、八一四〜八一七頁）もあります。これらの臓器・組織の摘出における三徴候死の死亡宣告は、形式的で不適切になされている例が多いと考えられます。

移植可能な臓器を得るためには、心停止＝血流の停止から長時間は待てません。待つ間に臓器の機能が低下して、臓器移植に使える状態ではなくなるからです。血液を固まらせない薬（抗血液凝固剤ヘパリン）を投与しないと、心停止から二〇分程度で血液が凝固しはじめます。血液が凝固した臓器を移植すると、移植患者の血管を詰まらせて即死させます。

そこで血液が凝固しないように心停止前からヘパリンを注入します。先に心停止してしまった場合でも、臓器を新鮮に保つために心臓マッサージをしながら、ヘパリンを投与します。心臓マッサージを行うと蘇生する可能性があり、血液循環が停止した死体とは言えません。また、抗血液凝固剤ヘパリンは、脳内出血や外傷患者には致死的な悪影響のある薬（原則禁忌）ですが、そうした説明がなされているか、患者家族の正確な理解や同意を得て投与されているかどうか疑問です（巻末資料二〇七頁参照）。

臓器の獲得を目的にすると、死亡宣告も心停止も家族の承諾も、いかようにも操作されているのが実態です。ヘパリンを使用するということは血流があるということです。血流がある患者が死んでいるとは考えられません。「心停止下臓器摘出」の現実も、それが〝虚構〟であることを示しています。

# Q26 臓器摘出・運搬・移植の費用は誰が負担するのですか。どれくらいの費用がかかりますか

心臓、肺、肝臓、腎臓、膵臓の摘出と移植については、現在保険診療の対象となっています(表5)。医療チームの交通費や臓器搬送費は療養費払いとなり、いったんレシピエント側が支払ったあと、自己負担分を除いた額が返還されます。したがって、レシピエントの側が支払う自己負担以外は、公的医療保険財政から支払われることになります。

医療保険の自己負担は一般的には三割ですが、レシピエントの自己負担の金額は、所得や「障害者」医療制度の対象となって減免が適用されるかどうかなどで変わって

表5 移植術と摘出術の保険点数

| | 移植術 | 摘出術 |
|---|---|---|
| 脳死臓器提供管理料 | | 20000 |
| 両肺 | 164000 | 63200 |
| 心臓 | 192920 | 62720 |
| 心肺同時 | 286010 | 100040 |
| 肝臓 | 193060 | 86700 |
| 膵臓 | 112570 | 63310 |
| 膵腎同時 | 140420 | 84080 |
| 腎臓(脳死下) | 98770 | 43400 |
| 腎臓(心停止下) | 98770 | 83400 |

注)実際の費用は点数に10円をかける。
出典:平成24年厚生労働省告示第76号より筆者作成。

きます。またレシピエントは生涯、免疫抑制剤を使わなければならず、一か月に一～二回の通院が必要となります。外来診療費については、保険が適用されます。

医療チームの交通費ならびに臓器搬送費もかなりの金額となります。日本臓器移植ネットワークのホームページでは、臓器の搬送のためにチャーターした飛行機を使った場合には、一〇〇万～四〇〇万円かかることが記されています。これをいったん全額支払わなければならないのは、レシピエント側にとって大きな負担でしょう。

レシピエントの負担は、これだけではありません。移植希望者は、日本臓器移植ネットワークに登録して、登録料三万円、毎年の登録更新料五〇〇〇円を支払い、移植が行われた場合には、一〇万円のコーディネート経費を支払うことになっています。

さらに、移植後は、個室に入院するため、差額ベッド代などが自己負担になります。肺移植者の場合は、呼吸機能を調べるための機器を私費で購入するなど、各臓器ごとに個別にかかる費用もあります。なお、小腸移植については、医療保険が適用されていないので、全額レシピエント側の自己負担です。入院や手術のための費用は、一〇〇〇万～二〇〇〇万円かかると言われています。

日本臓器移植ネットワークにレシピエントが支払うお金は、生活保護や住民税非課税の世帯には免除されることになっていますが、そのほかの多くの負担を考えると、低所得の世帯の人が移植を受けることは困難な状況だと思われます。

# ◆臓器移植に関して

# Q27 一年間にどのくらいの臓器移植が行われているのですか

日本では、年間二〇〇〇件前後の臓器移植が行われています（表6）。

二〇〇六年以降で見ると、「死体」（脳死＋心停止）からの提供による臓器移植は、旧臓器移植法下では一年間に二百数十件、臓器移植法改定後は三百数十件行われています。生体ドナーによる肺、肝臓、膵臓、腎臓移植は年間一四〇〇〜一七〇〇件行われています。死体と生体からの臓器提供を合わせて、約二〇〇〇件の臓器移植が行われる環境です。

二〇一〇年七月一七日に改定臓器移植法が施行され、家族承諾による臓器提供の増加の有無が注目されました。確かに脳死ドナーは改定前の年間一〇例前後から二〇一二年は四五例に増加しましたが、脳死ドナーと心停止ドナーを合わせた死体ドナーは、一一〇例前後で変化はありません。脳死ドナーの増加によって、心臓・肺・肝臓・膵臓移植は増えていますが、心停止下でも行われていた腎臓移植は、従来とほぼ変わらない件数になっています。

表6　臓器移植症例数（1997 ~ 2012）

| | | | | 97 | 98 | 99 | 2000 | 2001 | 2002 | 2003 | 2004 | 2005 | 2006 | 2007 | 2008 | 2009 | 2010 | 2011 | 2012 |
|---|---|---|---|---|---|---|---|---|---|---|---|---|---|---|---|---|---|---|---|
| 提供数 | 脳死下 | | | | | 4 | 5 | 8 | 6 | 3 | 5 | 9 | 10 | 13 | 13 | 7 | 32 | 44 | 45 |
| | 心停止下 | | | 82 | 83 | 85 | 71 | 71 | 59 | 75 | 90 | 82 | 102 | 92 | 96 | 98 | 81 | 68 | 65 |
| | 総数 | | | 82 | 83 | 89 | 76 | 79 | 65 | 78 | 95 | 91 | 112 | 105 | 109 | 105 | 113 | 112 | 110 |
| 移植数 | 「死体」から | 脳死下 | 心臓 | | | 3 | 3 | 6 | 5 | | 5 | 7 | 10 | 10 | 11 | 6 | 23 | 31 | 28 |
| | | | 心肺 | | | | | | | | | | | | | 1 | | | |
| | | | 肺 | | | | 3 | 6 | 4 | 2 | 4 | 5 | 6 | 9 | 14 | 9 | 25 | 37 | 33 |
| | | | 肝臓 | | | 2 | 6 | 6 | 7 | 2 | 3 | 4 | 5 | 10 | 13 | 7 | 30 | 41 | 40 |
| | | | 肝腎 | | | | | | | | | | | | | | | | 1 |
| | | | 膵臓 | | | | | | 1 | 1 | | 1 | 1 | 4 | 4 | | 2 | 6 | 9 |
| | | | 膵腎 | | | | 1 | 6 | 2 | 1 | 5 | 5 | 8 | 8 | 6 | 7 | 23 | 29 | 18 |
| | | | 腎臓 | | | 8 | 7 | 16 | 10 | 4 | 6 | 16 | 16 | 24 | 26 | 7 | 39 | 57 | 58 |
| | | | 小腸 | | | | | 1 | | | | | | 2 | 1 | 1 | 4 | 3 | |
| | | | 総数 | | | 13 | 20 | 41 | 29 | 10 | 23 | 38 | 48 | 67 | 75 | 38 | 146 | 204 | 187 |
| | | 心停止下 | 膵臓 | | | | | 1 | | | 1 | | | | | | | | |
| | | | 腎臓 | 159 | 149 | 150 | 139 | 135 | 114 | 132 | 166 | 144 | 181 | 163 | 184 | 175 | 147 | 125 | 116 |
| | | 総数 | | 159 | 149 | 163 | 159 | 177 | 143 | 142 | 190 | 182 | 227 | 230 | 259 | 213 | 293 | 329 | 303 |
| | 生体から | 腎臓 | | 437 | 510 | 566 | 603 | 554 | 637 | 728 | 731 | 835 | 942 | 1043 | 994 | 1123 | 1276 | ? | ? |
| | | 肝臓 | | 157 | 208 | 251 | 327 | 417 | 434 | 440 | 551 | 586 | 505 | 433 | 464 | 464 | 443 | ? | ? |
| | | 膵臓 | | | | | | | | | | | 2 | 1 | | | | ? | ? |
| | | 肺 | | | | | 4 | 8 | 12 | 9 | 11 | 4 | 8 | 9 | 11 | 12 | 11 | ? | ? |

出典：日本移植学会の『臓器移植ファクトブック 2011』と日本臓器移植ネットワーク HP より筆者作成。

# Q28 臓器不全の患者はみな移植を望んでいるのでしょうか

そうではありません。新聞やテレビでは、「移植によって助かる命が日本では助からない」と海外渡航移植に行く子どもたちの姿がクローズアップされています。一方で、移植を望まない患者の声はあまり報道されることがありません。腎不全で透析療法を行っている患者は約三〇万人。そのうちレシピエント登録をしている人は一万三〇〇〇人ほどです。過去三〇年間に人工透析患者数は増えつづけ、約一〇倍にもなっていますが、一方で腎臓移植登録患者数は一万三〇〇〇人前後で変化はありません。

臓器不全の患者のなかには、第三者の命と引き換えに臓器をもらうことへの倫理的な抵抗感や移植医療の不透明さへの不信感を抱く人も多いのです（NさんとWさんの手記）。

＊＊＊

**全国肝臓病患者連合会Nさんの手記**

我々はいわゆるレシピエント側の立場にある者だが、脳死・臓器移植には原則反対という立場だ。難病を抱えている人々の「自分たちを救ってほしい」という気持ちを否定するつもりはないが、それを前面に押し出した運動は肯定できない。患者運動は、一定の倫理性を有していなければ、世の人びとに受け容れられないと考えるからである。

病気の実態や現状をわかってほしいということを我々は言ってきたのであって、自分たちを救ってくれとは言ってこなかった。レシピエントとドナーの側のすべての情報が平等に扱われ、それが正確に伝わったうえで人びとがどのような判断をするかが重要であると考える。

いま、医療や福祉の現状の問題を解決する方法をなかなか見出せないのに、臓器移植で生命が助かってハッピーと聞かされても信用できるものではない。もっと、その先には違う目的が隠されているのではないかと疑っている。移植をするのであれば、それがすべての人に祝福されるようなものであってほしい。臓器移植が疑問をもたれるようなもの、あるいは、おかしいと思われながら、強引に推し進めようとしていっては、社会そのものの存在や基盤を危うくすることになるのではないかと考えている。

＊＊＊＊＊＊＊＊＊＊＊＊＊＊＊＊＊＊＊＊＊＊＊＊＊＊＊＊＊＊＊＊

**透析患者Wさんから**

私は、人工透析を一三年続けています。その私が「脳死」からの臓器移植に反対なのは、他人が傷つき、死ぬことを期待しながら生活することはどうしても納得できないからです。透析患者の多くが移植を望んでいると思われがちですが、実際には四％強の一万三〇〇〇人前後に過ぎません。移植を望みつつあきらめている人も少なからずいるのだとは思いますが、それだけでは移植希望者の少なさは説明できません。「脳死」からの移植に納得がいかない患者もたくさんいることはまちがいないのではないでしょうか。

＊＊＊＊＊

## Q29 移植を受ける人はどのように選ばれるのですか

脳死からの臓器移植を希望する人が移植患者として選ばれる経過は次のようになっています。

①（社）日本臓器移植ネットワークにレシピエント登録をして待機する。
②ドナーが現れたとの連絡が入る。
③登録者のなかから選択基準に従って移植を受ける患者が選ばれる。

登録時も、移植患者として選ばれるときも、条件と基準があり、それは各臓器ごとに違っています。たとえば心臓移植を希望する患者の場合は次のように示されています。

## ●登録にあたって以下のレシピエント適応条件から、登録が決められます

・移植の適応となる疾患（拡張型心筋症など肥大型心筋症・虚血性心疾患など）である。
・他の治療では改善しない、六五歳未満、患者と家族に理解と協力がある。
・除外事項に該当しないこと（除外事項とは、他の内臓の不可逆的機能障害、感染症、アルコール依存症や薬物依存、悪性腫瘍、精神障害などがあげられ、それに属する人は登録できません）。

## ●ドナーに適合する医学的条件と選択基準から順位が決められます

適合条件とは血液型、サイズ、抗体反応、虚血許容時間（血流が再開するまでの時間）などです。適合した移植待機患者から、親族間、医学的緊急性、待機期間、年齢、所在地などを考慮して優先順位が決められます。日本臓器移植ネットワークのコンピューターにドナーのデータが入力され、各臓器ごとに選択。一位から順に連絡して確認が行われます。

このように、ドナーとレシピエントの間で命の選択が行われるだけでなく、レシピエント間でも順位がつけられます。脳死ドナーが現れるのを待ち、いつ自分に順番が回ってくる

のか、待機中のどうしようもない欲望を赤裸々に語った人がいます。衆議院厚生労働委員会「臓器の移植に関する法律の一部を改正する法律案審査小委員会」に参考人として招致され、意見陳述をした心臓移植の経験者・青山茂利氏です。彼は拡張型心筋症にかかり余命三年と宣告され、海外で心臓移植を受けて帰国するまでの四年半の出来事について陳述しました。そのなかで、レシピエント登録後の待機期間中に自分より順位が上の患者がいなくなってくれたらとの気持ちを否定できなかったと、次のように告白しています。

**＊＊＊＊＊＊＊＊＊＊＊＊＊＊＊**

**青山茂利さん（海外渡航による心臓移植経験者）の陳述録より**

……そんななか、八階西病棟で、少なくても待機順位が私より上である、私と同じO型の患者が二名みえました。ある日、ふと、彼らのうちの一人か、いや、できたら二人とも、突然何らかの事情でここからいなくなってくれたらと思いました。その思いは、それ以降、否定しても否定しても頭から離れなくなりました。あのときのまさに悪魔のささやきがまだ残っています。何かこぶし大のちょっとずしっと重たいものがずっとみぞおちのあたりを、まだここにあります。……

（第一七一国会、二〇〇九年四月二一日、衆議院厚生労働委員会臓器の移植に関する法律の一部を改正する法律案審査小委員会会議録より）

## Q30 「移植を受ければ助かる、長生きできる」というのは本当ですか

臓器移植の医学的有効性については、現実には明確ではないことが数多くあります。移植待機患者の容態が悪化し重症化すると、実際に臓器移植を受けることが難しくなります。移植により延命できる患者がいる一方、移植手術の最中に命を落とす患者もいます。臓器移植が成功すれば患者にとって劇的な効果は得られるものの、手術後のケアが不十分だと、感染症や癌のリスクが高まることで、早期の死につながったり、ＱＯＬ（生活の質）が低下するなどのリスクも高まってきます。

腎不全患者に対する腎臓移植は国内だけで累計二万例以上行われてきましたが、透析療法を続けている患者との死亡率やＱＯＬの差について科学的な比較は行われてきませんでした。

法的脳死判定による臓器提供により移植を受けた患者のうち、二〇一三年二月五日までに一〇〇名の死亡がわかっています。最も早く死亡したのは、大阪大学医学部付属病院で二〇一〇年一二月二六日、肝臓移植を受けた一〇代女性患者です。脳死下臓器提供による国

内初の肝臓・腎臓同時移植患者として、肝臓の移植手術後に続けて腎臓移植を実施する予定でしたが、肝臓移植手術終了後に容体が急変し死亡しました。移植手術途中の死亡例です。

二〇一〇年七月三一日に福岡大学病院で肺移植手術を受けた三〇代男性患者は、人工心肺から離脱できないまま翌八月一日午前〇時すぎに死亡。二〇〇五年三月一〇日、京都大学医学部付属病院で肺移植を受けた五〇代男性患者は、移植手術終了から八時間後に死亡。二〇〇六年五月二六日、岡山大学医学部付属病院で両肺移植を受けた四〇代女性患者は、翌日に死亡。二〇一〇年一二月一八日に名古屋大学医学部付属病院で肝臓移植を受けた三〇代男性患者は、三日後に死亡しています。このほかに「脳死」臓器移植から一年以内に死亡した患者は、わかっただけでも二〇名います（巻末資料二〇九頁参照）。

腎臓移植では、一九九八年以降の報告だけでも「透析で一五年一か月生存の四三歳女性、山梨大学で移植の翌日に死亡（『移植』四〇巻二号、一七九頁）」「透析で一四年六か月生存の五四歳男性、長崎大学で移植後四日目に死亡（『移植』四二巻二号、一九九頁）」「透析で二九年生存の四八歳男性、北里大学で移植後六日目に死亡（『今日の移植』二一巻六号、六九二～六九五頁）」など、透析療法で長期間生存していた患者が、腎臓移植から非常に短期間で死亡した症例が報告されています。

## ■なんと、腎臓移植の効果に医学的根拠なし

臓器移植の医学的有効性については、本来、病状・年齢などの条件が同じか近い患者であって、臓器移植を受けなかった方との生存率やQOLを科学的に比較したうえでないと判断のしようがありません。臓器移植は、生体間にしても「死体」臓器移植にしても必然的に第三者を巻き込む以上は、確かな医学的根拠や臓器移植による延命・QOL向上効果が求められています。ところが、現実にはこれまでに二万例以上行われた腎臓移植でも、そのような医学的根拠は明らかにされてこなかったのです。

医学的根拠がないことから、西慎一氏（新潟大学医歯学部総合病院血液浄化療法部）は、慢性腎不全患者に治療法を説明する際のインフォームドコンセントを解説するなかで、「この際、透析療法と比較して、腎移植療法での生存率がきわめて高いと説明することは回避したほうが無難と思われる。少なくとも海外と比較して透析患者の生存率が高い本邦で、年齢などの諸条件をマッチさせた透析患者と移植患者の生存率比較結果は出ていないと思われる」としています（『臨床透析』二五巻一二号、二〇〇九年、一六五九～一六六六頁）。

日本腎臓学会の「エビデンスに基づくCKDガイドライン2009」は、腎臓移植のエビデンスレベル（医学的根拠の確からしさ）を六段階評価のうち上から四番目のレベル4としました。「腎代替療法としての腎移植の位置づけ」で、〝本邦におけるエビデンスはなく、逆に本邦の透析患者の生命予後が欧米に比較して優れていることから、移植による生命予後改善

は欧米ほど顕著ではない可能性もある〟と、腎移植は医学的根拠に欠けることに言及しています。

## ■疑問「心臓移植は、移植でなければ生存できない患者だけが選択されているのか」

心臓移植の適応を判断するための心臓移植レシピエント適応基準は、脳死臨調答申後には「不治の末期状態にあり、最長余命一年以内」とされていましたが、その後、「最長余命一年以内」の適応条件が削除されました。これは余命の予測が困難なこともありますが、一定規模以上の移植待機患者数（レシピエントプール）がなければ、ドナーから摘出した臓器が移植できず無駄になるケースが発生する（臓器サイズなどの適合する待機患者が複数以上いなければ、移植予定待機患者の体調不良・感染症などにより移植できない可能性が高まる）という事情から、本来は移植が不要な患者にまで「心臓移植を受けなければ死ぬ、生きられない」と伝えられている可能性も考えられます。このことを次の三つの資料から考えましょう。

一、西垣和彦氏（岐阜大学医学部附属病院）は、二〇〇六年九月末までに心臓移植レシピエント申請者のうち、心臓移植をしていない患者の生存率は、レシピエント適応判定日より一年で七五％、二年で六四％、三年で五七％にまで減少するが、その後はゆっくりと減少を続け、九年では四七％にとどまっていることを示して「わが国の心臓移植待機患者は移植申請後約二年間を乗り切れば比較的予後が改善してくる可能性があり、心臓移植の適応がありながら心臓移植が受けられない患者に対する循環器内科医の心不全治療能力は高いことがわかる」と書いています（『呼吸と循環』五五巻四号、二〇〇七年、S9～S17）。二〇〇八年度の心臓移植適応検討症例の調査結果によると、心臓移植をしていない患者の生存率は五年三〇・六％、一〇年一八・七％と申請患者の増加にともない生存率は低下しました。

二、朝倉正紀氏（国立循環器病センター）は、一九九七年一〇月～二〇〇三年三月までの同センター心臓移植待機患者一〇八例は一年生存率八五％、二年生存率七一％、三年生存率五〇％、補助人工心臓の装着が必要のない心臓移植待機患者の予後について一年生存率五四％、二年生存率四四％、三年生存率三五％としています（『医学のあゆみ』二一八巻一四号、二〇〇六年、一三五五～一三六〇頁）。

三、藤原久義氏（岐阜大学大学院医学研究科循環器再生医科学）は図6（一三〇頁）で、心臓移植の日本臓器移植ネットワーク登録症例について生存期間五年以降は三八％程度で横ばいであることを示しています（『移植』四一巻一号、二〇〇六年、二～九頁）。

この三つの資料から、心臓移植適応患者の二～三割、日本臓器移植ネットワーク登録症例の約四割は、移植ではなくとも生存はできるものと推測されます。心臓移植も腎臓移植と同

図６　日本臓器移植ネットワーク登録症例の生存率

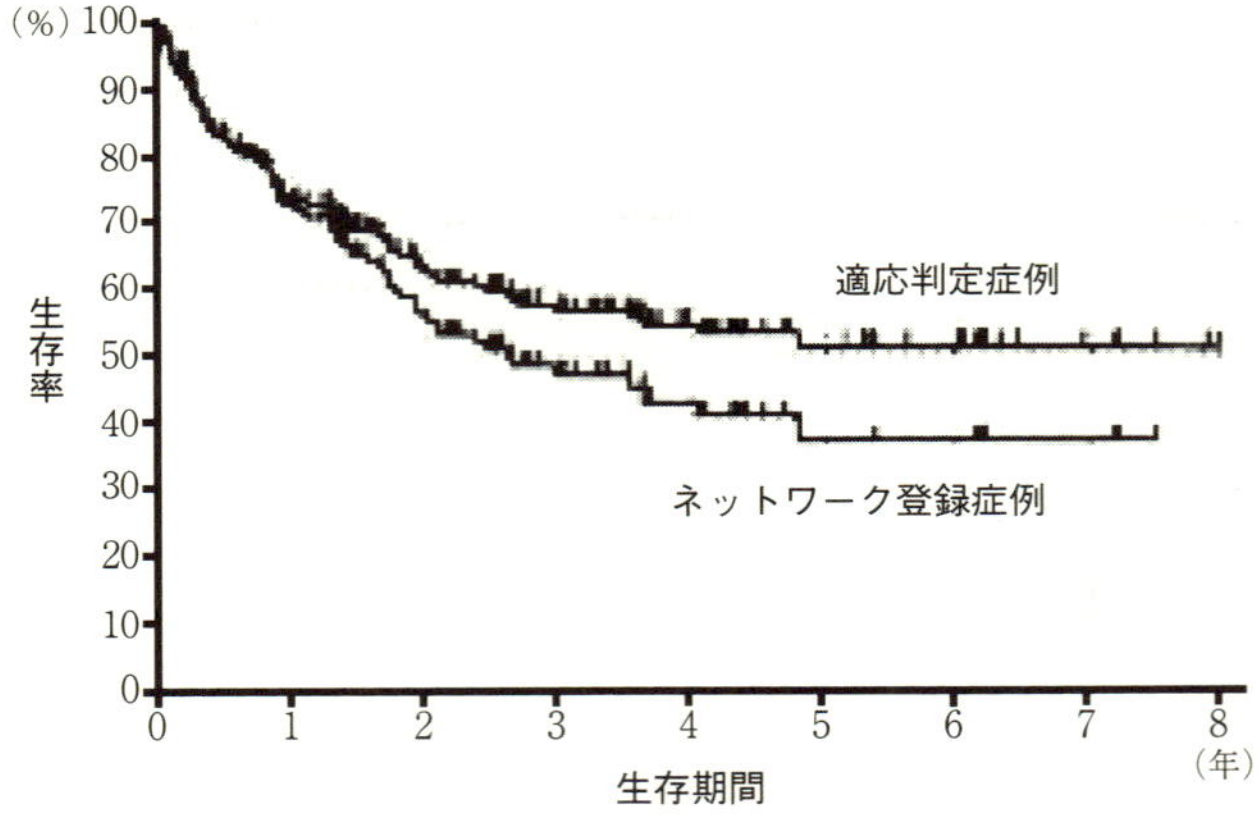


出典：『移植』41巻1号、2006年、p.6。

じように、延命よりもＱＯＬの向上を求めるものに変質しつつある、と言えるでしょう。

ＱＯＬの向上を追求するために、「死体」ドナーを増やすべきだと言うのでしょうか。心臓移植をせずに生存できる可能性と、心臓移植を受けた患者が期待と異なって予想以上に早期に死亡したり、移植後にＱＯＬが低下してしまうリスクとの十分な比較検証がされていなければ、心臓移植の医学的評価はできないことになります。

# Q31 臓器移植以外の治療法はないのですか

あります。以下に臓器別に治療法の概要を紹介します。

●心臓

心臓移植待機患者の約二割は、補助人工心臓や内科的・外科的治療の組み合わせにより、心臓移植が不要になっています。左記の資料は少し古いのですが、国立循環器病センターでの心臓移植を回避した治療法が網羅的に掲載されているので紹介します（『今日の移植』一八巻三号、二〇〇五年、二八七〜二九三頁）。

二〇〇五年四月現在、日本臓器移植ネットワークへの心臓移植待機登録例は九〇例、待機中に心機能の回復を認めた九例を含む一〇例が登録取り消しとなった。
四例：補助人工心臓による心機能回復例

二例：カテコラミン（神経伝達物質）による心機能回復例
一例：IGF-1（インスリン様成長因子製剤）による心機能回復例
一例：左室部分切除術による心機能回復例
一例：僧帽弁形成術による心機能回復例

国立循環器病センター小児科でも二〇〇一年以降に、心臓移植でしか助からないとされた患者二七名のうち三名で心臓移植が不必要になりました。薬剤の投与、補助人工心臓で回復を図る治療、ペースメーカーで心蔵に伝わる電気信号を整える心室再同期療法が効を奏したと報告されています（『日本小児科学会雑誌』一一三巻五号、二〇〇九年、八二一～八二五頁）。

●肺

慢性閉塞性肺疾患には肺を部分的に切除する肺容量減少手術、肺高血圧症や閉塞性細気管支炎には薬物療法による呼吸困難感の改善効果が報告されています。

●肝臓

劇症肝炎は血しょう交換や透析の原理による人工肝補助療法などにより、肝臓移植が必要とされた患者の三～五割が内科的治療法で救命されています。B型肝炎はラミブジンの投薬効果が報告され、肝細胞癌は肝切除が第一選択とされています。胆道閉鎖症は、胆道の閉鎖を取り除く葛西手術の成績が向上し、移植なしで長期生存する患者が増えています。

●腎臓

大部分の透析施設で週三回×各四時間の透析が行われているのに対して、かもめクリニック（福島県）は、週三回×各六時間の長時間透析と食事制限の少ない限定自由食を、一九九九年〜二〇〇八年の一〇年間に延べ一七六四名に実施しました。年間平均死亡率は四・二％と透析患者の全国統計の二分の一以下で、透析患者の生存率と生活の状態を大幅に改善できることを示しました（『臨床透析』二六巻二号、二〇一〇年、一六一〜一六八頁）。

## ■臓器移植以外の治療法が、これからも中心でありつづける

現時点では、臓器移植で最も生存率の高まる患者がいることも確かです。しかし、得られるはずもない臓器（医療資源）をあてにしたままでは、患者にとってよい治療はできません。移植医によると、一年間に移植が必要とされている患者数は、肝臓で約二〇〇〇〜三万六〇〇〇人、腎臓で約二万人、子どもの心臓移植は約五〇人と試算されています。一方、一年間に発生する「脳死」患者は数千人、「死体（脳死＋心停止）」ドナーは百数十人、子どもの「心停止」ドナーは年間〇〜数人と試算されます。移植適応患者よりも臓器提供者が一ケタも二ケタも少ない数でしか発生しないことは、今後も変わらないでしょう。移植に期待するだけでは、多数の患者が救われることはないのです。移植ではなく、それ以外の治療法の研究・開発こそが、命を救う本来の医療技術と思います。

コラム

## 臓器移植以外の治療法、開発・普及に必要な予防、環境整備

日本は透析患者の生存率が世界一高く、心臓移植を待機している心不全患者の生存率も高い、劇症肝炎患者には人工肝補助療法によって救命される患者が多数いるなど、これらは脳死・臓器移植がほとんど行われない日本だからこそ発展してきた治療法の成果と言えます。

しかし、これらの治療法にも費用がかかります。劇症肝炎に対する人工肝補助療法は、保険診療では10回までと制限されているため、家族と会話できるまでに意識が回復したものの治療を中止して死亡する患者もいます。その一方で、費用を患者負担または病院側の持ち出しで人工肝補助療法を追加して生還した患者もいます。

透析療法が普及しはじめた時代には保険診療の対象外だったため「金の切れ目が命の切れ目」となり、透析療法を中止して死亡する患者が多数いました。現代の劇症肝炎その他の臓器移植以外の治療法も、この透析療法の導入期と類似した環境にあります。

臓器移植が検討されうる病気の発症予防、重症化・慢性化の阻止に力を入れて、そこで浮いた医療費を臓器移植以外の治療法の普及に回す、さらに社会復帰が困難な臓器不全患者にも生活しやすい環境を整えることが、今もっとも不可欠なことなのです。

# Q32 臓器移植を受けた人は、なぜ免疫抑制剤を飲まなければならないのですか。一生、免疫抑制剤を飲みつづけなければならないそうですが、副作用はありますか

臓器移植は、自分の体内に他人の臓器を縫いつけるので、自己の免疫システムが移植された臓器を異物として攻撃し、拒絶反応が起こります。拒絶反応を抑えるために、免疫抑制剤が使われます。そうすると今度は、免疫抑制剤が自己の免疫力を低下させ、通常の免疫力があれば感染しないはずの病気にもかかってしまうリスクが高まります。肝臓移植を中心に、まれに免疫抑制剤を飲まなくとも問題がない症例の報告もありますが、ほとんどの移植患者は、拒絶反応と免疫抑制剤投与による免疫力の低下のはざまで苦しむことが多いと言われています。

各免疫抑制剤に共通する副作用は、感染症や癌のリスクが高まることです。薬剤により臓器の機能障害、高血圧、多毛、歯肉の腫れ、ふるえ、頭痛、吐き気、満月様顔貌、白内障などがあります。日常生活においても、「生ものの飲食を避ける」など制約があります。

## ■副作用で薬を飲まなくなる恐れ

免疫抑制剤シクロスポリンにより毛深くなる多毛症は、子どもに多く発生するとされます。ステロイドには、顔が満月様になるムーンフェイスや眼の水晶体が濁る白内障の副作用があり、少数に精神症状が現れます。子どもが移植された臓器の機能を喪失する大きな要因に、医師の指示に反して、勝手に免疫抑制剤を飲まなくなることが多いためとされています。ムーンフェイスや多毛症の発症などは容貌に影響し、さらに体調も悪化させる副作用も生じた場合に、勝手に免疫抑制剤の服用を止める危険性が高くなると見込まれます。

## ■日常生活・社会復帰における制約

免疫抑制剤によって、感染症にかかりやすくなり重症化する危険性も高まります。感染症を予防するために、患者はさまざまなことに（日常生活への制約が大きくとも）気をつけなければなりません。たとえば、膵臓移植の場合、以下の多数の事項が感染対策として挙げられています。

①飲料物は製造工程の問題で国産のペットボトル飲料または缶に限るが、直接飲み口に口をつけて飲むことは細菌が繁殖するため行わない。

②免疫抑制剤の血中濃度を上昇させる可能性があるグレープフルーツなど一部の柑橘類の果汁が含まれるジュースは禁止。

③室外に出ることが許可されたあとは、人ごみの少ない時間帯を選び、室外では必ずマスクを着用し、帰室時は手洗いとうがいを徹底する。
④退院後も手洗い、うがいを励行するようにし、人ごみではマスクを着用する。
⑤建設現場（とくに解体現場）では、真菌の一種のアスペルギルス属の胞子を一緒に吸い込んでしまう恐れがあり、アスペルギルス肺炎を引き起こす可能性があるため、近づかないようにする。
⑥建築工事の現場を通るときは、N95マスクを適切に着用する。
⑦壁や天井の水漏れ部分の補修を七二時間以内に迅速に行う。
⑧清掃時に掃除機を使用する場合には、換気のないタイプの掃除機を用いる。
⑨素手で土に触れる作業をする場合、土中の錆びた釘などで手を傷つけると、破傷風菌が傷口から体内に侵入して感染を引き起こすことがあるため、必ず手袋を着用する。
⑩植物やドライフラワーを室内にもち込まない。
⑪動物との濃厚な接触を避け、とくに鳥は感染を引き起こす可能性があるため接触を禁止する。
⑫感染症をもっている人との接触は避ける。
⑬生水、生もの（生肉、生魚、生卵、生野菜）の飲食を避ける。

（出月康夫ほか監修『膵臓移植』シュプリンガー・ジャパン、二〇〇九年より一部・要旨）

# Q33 移植を受けた患者さんが精神的に悩むことはありませんか

精神的不安や抑うつ状態、妄想状態などの精神症状が、移植前には五割、移植後には三割前後の患者に起きると言われています。移植後の患者に共通する不安は「移植した臓器が生着して機能するかどうか」です。移植後に起きる拒絶反応とそれを抑えるための免疫抑制剤の副作用、感染症や合併症の発症の可能性を考えなければならないことから、さまざまな精神的不安状況に陥ると考えられます。なかには他人の臓器が植えられたことで違和感を覚えたり、自分のために誰かが亡くなったのでは？などの悩みや葛藤を訴える患者もいます。

実際に免疫抑制剤の副作用や感染症・合併症が出ると薬も増え、抑うつ、幻覚、妄想状態、自殺願望へと発展することもあります。延命よりもＱＯＬの向上に比重の高い臓器移植では、レシピエントが期待していた結果が得られない場合もあります。とくに腎臓移植の子どものレシピエントに現れやすい三大障害＝難聴・視力障害・骨障害による低身長などの新たな障害が現れたとき、たじろぎ、乗り越えられない心の葛藤に苦しむ患者もいます。

## Q34 臓器を提供したドナーの家族はどんな思いでいるのでしょうか

臓器を提供したドナー家族へは、日本臓器移植ネットワークのコーディネーターを経由してレシピエントからの感謝の手紙が届けられたり、一年目の命日などにはコーディネーターが訪問することも行われています。厚生労働大臣の感謝状も贈られます。提供に誇りをもつ家族がいる一方で、近親者を失って悲嘆にくれる家族や「提供しなければもっと生きられたのではないか」と悩む家族もいます。その実態はあまり伝えられていません。

作家の柳田邦男氏は、参議院厚生労働委員会の参考人質疑で、ドナー家族について「マスコミの取材に応じて積極的に話す家族は表に出るが、悲しみに触れ《〔ママ〕》、ＰＴＳＤ（心的外傷後ストレス障害）になったり、うつになったりした人は外部からの接触さえも拒否している」と述べています。具体的には、①突然のショックや悲嘆と同時に、ドナー本人の臓器提供意思を生かそうという決断との葛藤で揺れた家族、②脳死を受容できないまま同意した家族、③トラウマを引きずる家族、④連絡さえ拒否する家族がいたことを報告しました。とくに脳死ドナーが子ども（当時は一五歳以上）であった場合、肯定的にとらえられない家族（親）が多いと指摘しました。

また、左記のように、兵庫県のコーディネーターが臓器提供家族の支援を行った結果をレポートしていますが、そのなかでも「臓器提供しなければ、まだ脳死でも生きていたかもしれないと考えてしまう」と発言した遺族がいたと書いています。

兵庫県で二〇〇五年四月から二〇〇九年一月までに、脳死での臓器提供四件、心停止後の腎臓提供二〇件の計二四件の臓器提供があった。これら二四件の臓器提供家族に対する支援状況は、臓器提供後の支援を希望しなかった家族が四件、移植手術の終了報告で支援を終了した家族が六件、半年間支援を継続した家族が二件、一年間もしくは一年以上継続して支援をした家族が一二件であった。

支援を早期に終了した家族（支援を希望しなかった家族を含む）には、「移植手術が無事に終わった報告だけで満足」という想いや、「連絡を受けるたびに故人の死を思い出すので希望しない」といった想いもあったが、早期に支援を終了したので、家族の現在の想いや不安を知ることができない。長期にわたり支援を行った家族は、そのほとんどが、支援開始直後は臓器提供を前向きにとらえており、後悔している家族はなかった。

しかし、長期的に支援を行うことで、なかには不安や悩みが生じる家族もあった。

たとえば、心停止後の腎臓提供で、本人の書面での意思表示はなく家族の総意で提供を決めた家族は、提供直後「誰かの体をかりて生きている」「他の誰かが助かって本当によかった」など前向きな発言をしていたが、支援を開始して一年が過ぎたころより、「本人の本意がわからないので、提供してよかったのかときどき悩む」という不安を抱くようになった。

臓器提供意思表示カードがあり、脳死下で臓器提供した家族は、提供直後「本人の最後の意思を尊重できてよかった」と臓器提供を前向きにとらえ、また脳死に対し十分理解していると感じた。しかし、一年近く経過したころ、家族の一人から「臓器提供しなければ、まだ脳死でも生きてたかもしれないと考えてしまう」といった発言が見られた。

（『ＩＣＵとＣＣＵ』三三巻一一号、二〇〇九年、八二一～八二四頁を筆者要約）

# Q35 臓器は社会資源（医療資源）なのですか

私たちは、人の〝いのち〟にとって不可欠な臓器を「資源」とか「部品」などと呼ぶ考え方に反対です。臓器移植のシンボルマークであるグリーンリボンは、「資源ごみマーク」と同じです。人の臓器や組織をビンや缶と同じに扱うことはできません。

移植用臓器が社会的「資源」となるとは、どんな状態でしょうか。Aさんの心臓は、Aさんが生きているかぎり「資源」にはなりえません。Aさんから心臓を取れば、殺人行為になるからです。冷たくなった死体から心臓を摘出しても、その心臓は移植用には使えません。そこで、人間の「ある状態」を死体としない限り、臓器が「資源」となることはありません。

臓器移植を推進する人は、この「ある状態」の範囲をいっそう拡大したいようです。

二〇〇九年七月七日の参議院厚生労働委員会の参考人質疑で大阪大学大学院の高原史郎教授は移植用に摘出される臓器を「社会の資産としてのそういう臓器」と言いました。また「人間の生とはどういうことか」と問われて、「いわゆる人格として、個人として成り立っているというのは、やはり私は脳が正常に働いている状態だと思います」と答えました。
改定臓器移植法となる法案（A案）の提案者の福島豊前衆議院議員は、「脳の状態が人の自己としての存在の一貫性を保てない状態になった場合は、人の死とすべきである」との主張をしています（二〇〇六年一二月一一日の衆院厚生労働委員会の参考人質疑）。これは、人の認識にかかわる大脳が機能していなければ死んだものとして扱おうとする発想です。これら二人の考え方だと、「遷延性意識障害（植物状態）」などの脳に病変のある人は「死んだ者」と扱われかねません。

実際に、アメリカ・ヴァージニア州では「遷延性意識障害」を死と規定しています。また、アメリカの全国的制度であるメディケイド（日本の生活保護の医療扶助のような制度）は、「遷延性意識障害」となれば打ち切られます。こうした状態の人を臓器ドナーにしようとの主張や人体実験に使おうとの主張も強まっているようです。人工呼吸器の必要な人から呼吸器を外し、心臓が止まるや否や臓器を摘出することも行われています。そんななかで、二〇〇六年一月にカリフォルニア州では、人工呼吸器を外しても心臓が止まらないナバロという青年に臓器摘出チームの移植医が薬剤を投与して心停止させようとした事件まで起きています。

一般に資源は多ければ多いほど、需要が満たされれば満たされるほどよいと考えられます。しかし、移植用の臓器を資源ととらえるなら、臓器の数だけ死ぬ人間を増やさなければなりません。「死んだ（死体）」とする対象を拡大し切り捨てていくことになるのです。

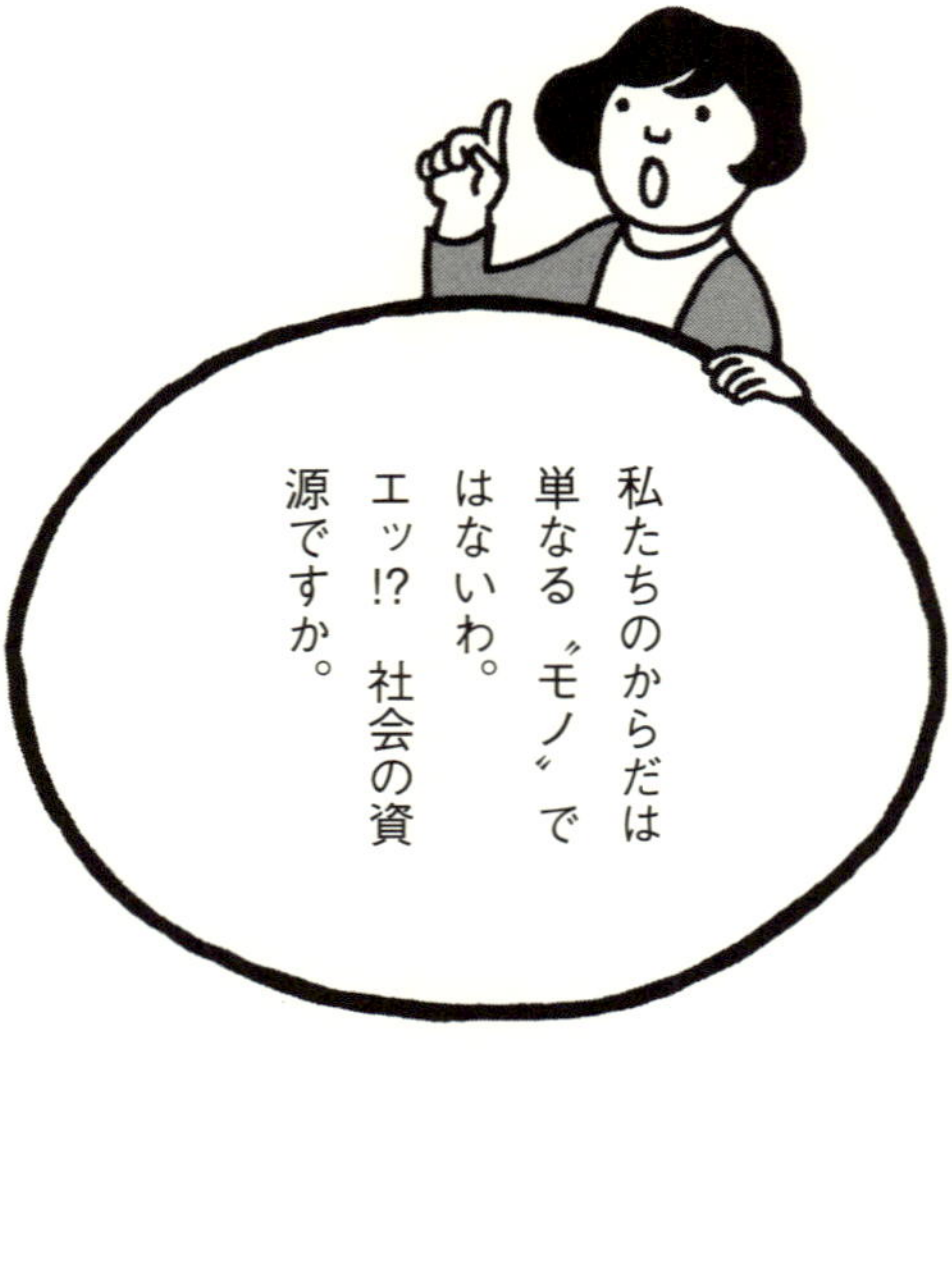
私たちのからだは単なる〝モノ〟ではないわ。
エッ!?　社会の資源ですか。

## ◆改定臓器移植法について

# Q36 二〇〇九年に改定された臓器移植法で何が変わったのですか

二〇〇九年七月に成立し二〇一〇年七月に施行された臓器移植法で変わったのは以下の点です。

①臓器提供の要件が、拒否の意思がないかぎり（本人意思が不明の場合）は家族の承諾で提供できると変更された。
②親子と配偶者に限り親族間の優先提供が可能になった。
③健康保険証や自動車免許証に意思表示欄が設けられた。
④被虐待児からの臓器摘出を禁止した。

**①家族承諾での臓器提供**

一九九七年に制定された改定前の臓器移植法は、「本人同意」つまり「書面による本人の提供意思」を臓器提供の絶対要件にしていました。ところが改定法では、本人意思を絶対要件とせず、不明の場合は、家族の承諾で臓器提供できるとなりました。

改定前の法律は、意思表示できる年齢を民法に定められた遺言可能年齢ということで、〝臓器提供は一五歳以上〟と規定していました。改定によって家族の承諾での臓器提供が可能となり、意思表示できない一五歳未満の子ども（〇歳の赤ちゃんから）も臓器が摘出されることになったのです。

これが一番大きな変化であり問題です。とくに子どもは長期脳死のように、脳死と診断されても数日で心停止に至るとは限らないのです。回復力が強く予後がわからない子どもに家族の判断で脳死判定や臓器提供を行ったとき、のちのち自責の念にさいなまれることも予想されます。

### ②親族間での優先提供

レシピエント登録をしている親子か配偶者がいる場合、優先的に自分の臓器を家族に提供できるようになりました。法律施行後、二〇一一年五月末までに角膜の親族優先提供が二例、心停止後の腎臓の親族優先提供が一例、行われています。しかし、親族優先は臓器提供の公平性に反し、子どもを助けたい親の自殺を誘発する可能性や親族間の犯罪の可能性などのマイナス要因も心配されています。

### ③健康保険証や免許証に意思表示欄を作成

これまではドナーカードに表示するか、あるいは日本臓器移植ネットワークの登録システムに登録することで臓器提供意思を示してきました。一部の自治体や保険者が独自に保険証の裏にシールを貼る形で意思表示欄を作っている場合もありましたが、改定法では、すべての健康保険証と自動車免許証に意思表示欄が作られることになりました。

この欄への記入は自由です。強制ではありませんが、そういう説明もありません。「臓器を提供する」欄に○をつけたことで、救命治療より臓器提供意思が重視されて、助かる命も助からなくなるということがあるかもしれません。

④被虐待児からの臓器提供の禁止

国会では「虐待をした親が自分の犯罪を隠すために臓器提供に応じる可能性」から、虐待と臓器摘出という子どもの人権に対する〝二重の蹂躙〟がなされると指摘されました。こうした議論もあって、虐待を受けた子どもから臓器の摘出が行われないように適切な措置を講じるよう、政府に義務づけられました。

しかし、転落死や風呂場での溺死の場合、それが事故なのか虐待によるものなのかを判別する手段はありません。最終的には遺体を解剖しなければわからないと言われます。法律に従って、臓器摘出病院には虐待防止委員会や倫理委員会の設置が義務づけられていますが、心理的虐待をチェックする項目がないなどの問題は解決されていません。〝二重の蹂躙〟が起こされないための一〇〇％の保障はないと言わざるをえません。

# Q37 改定された臓器移植法は「脳死は一律に人の死」としたのですか

いいえ、そうではありません。厚生労働省は、脳死が人の死であるのは臓器移植に関わるときだけで、それ以外は脳死は一律に人の死ではないと言っています(注1)。厚生労働大臣も国会で同様の答弁を繰り返しています。

つまり、改定された法律の解釈は、その部分は変わっていないという見解なのです。でもこの改定法が成立した二〇〇九年七月当時、誰もが「脳死は人の死になった」と思いました。マスコミも一斉に「〝脳死は人の死〟成立!」と報道しました。国会で成立したA案が「脳死は人の死だ」と主張し、それに反対した他の案が廃案になったからです。

それにA案は、改定前の臓器移植法が「臓器提供を書面で承諾した人の身体から臓器が摘出される場合のみ脳死は人の死である」とした法律の条項(改定前の『臓器移植法』第六条第二項)を削除したのです(詳細は巻末資料二一二頁参照)。

混乱を起こしているのはそれだけではありません。法律の解釈なんて無視して医療現場では「脳死は人の死」にしよう、脳死からの臓器移植をどんどん進めよう、と学会などで呼びかける医師もいるのです（注2）。

二〇一一年二月に厚労省が配布した中学生向けパンフレットに「臓器移植法で脳死が人の死となるのは臓器提供の場合だけです」という一行がやっと入りましたが、それに続く文章は省かれています。厚労省は、啓発文書に「一般の医療現場では脳死は一律に人の死ではありません」との一文を入れ、きちんと否定するべきです。

厚労省は公式には「脳死は一律に人の死ではない」と説明しながらはっきり否定せず、実際の医療現場で「脳死＝人の死」とされることを黙認しているように思われます。

（注1）厚労省通知「改正後も改正前と同様に脳死が人の死であるのは臓器移植に関する場合だけであり、一般の医療現場で一律に脳死を人の死とするものではない」（平成二二年一月一四日健発〇一一四第一号）

（注2）第四五回日本移植学会総会（二〇〇九年九月一六日～一八日）での島崎修次氏（日本救急医療財団理事長）の挨拶「改正法では臓器移植の場面に限り脳死は人の死となりましたが、皆様におかれましては押し並べて脳死＝人の死ということでお願いしたい」。

第二二回日本生命倫理学会（二〇一〇年一一月二〇日～二一日）で杉谷篤大会長（藤田保健衛生大学教授）は「法律改正の第一は脳死は人の死としたこと」と講演した。

# Q38 家族の承諾だけで臓器が提供されて問題は起きないのですか

大きな問題三つがあります。

①臓器提供の承諾は「死」を意味する重大な決断です。家族とはいえ〝いのち〟に関する大切なことを勝手に決めていいはずがありません。

②家族であってもドナー本人の拒否の意思を確実には確認できません。

③家族に脳死と臓器摘出に関する正確な情報が与えられているか疑問です。

今回の法律は、拒否の意思のある人から臓器を摘出してはいけない、と禁止しています。厚労省は本人意思が不明の場合、拒否の意思確認の方法として、(社)日本臓器移植ネットワークへのインターネット登録、ドナーカードや保険証・免許証の記載欄の確認、家族への聞き取り、の三つをあげています。

しかし、家族とは別に住んでいたり、家族との会話がなかったり、家族の知らない場所に拒否の意思を表示したカードがおいてあるということはありうることです。もし臓器摘出後に拒否の意思がわかったらどうなるのでしょうか。殺人罪にも問われかねません。誰がどのように責任を取るのかは規定もなくあいまいなままなのです。これまで行われた家族承諾での臓器提供のすべての事例で、どのように拒否の意思を確認したかは明確ではありません。

脳死判定と臓器提供の決断を家族に迫るのはむごいことです。体は温かく心臓も拍動しています。脳機能の回復は不可能と診断されても、その時点での予後を確実に予測することはできません。長期脳死の例や在宅で生きる可能性があることもきちんと説明されていないのです。

日本弁護士連合会は以下のように指摘し、要望しています。

「『意思がないことを表示している場合以外の場合』の確認が果たして適正に行われたのか、またそもそも行い得るのかについて、迅速かつ適切に検証し、その結果を公表するよう強く求めるとともに、これがなされないまま今後も改正法に基づく臓器摘出・移植が進められるのであれば、改正法の施行の停止及び見直しをするよう要望する」（「改正臓器移植法施行後の脳死臓器移植例の検証についての要望書」〈二〇一一年一月七日〉）

## Q39 国会ではどんな議論があったのですか

臓器移植を強硬に進める立場の議員からは、日本では移植の機会が少なく移植を待つ患者が亡くなっている現状があること、小児への移植の道が開かれていないこと、近年は海外渡航移植も禁止されつつあることが主張され、「脳死は人の死」を前提とするA案が提出されました（巻末資料二一一頁参照）。一方で慎重な立場をとる議員は、臓器提供は本人意思に基づくべきだ、長期脳死の子どもの存在があり「脳死は人の死ではない」、親族優先提供は公平性に反する、などが主張され、「脳死は人の死ではない」立場に立つ五案が提出されました（注：「改正」案は衆議院でA・B・C・D案／参議院でA・A'・E案）。

そもそも人間の死の定義について、法律で規定されたことはありません。人が生きているか死んでいるかは誰もが間違いなく判断できることでなければならないし、「逝く」「見送る」ことは個人の死生観や宗教観に基づいた文化であり慣習（伝統）であるからです。

法律が成立するまでの経過は巻末資料（二一四頁）の通りです。審議時間は衆議院と参議院を合わせてたった一七時間でした。これは、一九九七年の臓器移植法が制定されたときの審議時間が衆議院だけで二六時間だったことと比べても、圧倒的に少ない時間でした。

改定前の臓器移植法は、「臓器移植のときに限り脳死を人の死と見なす」「書面による本人の同意と家族の承諾を提供の要件とする」という二つの理念で成り立っていました。

A案はこの二つの理念をひっくり返す案でした。つまり「脳死は人の死である」「家族の承諾で臓器摘出できる」というもので、脳死・臓器移植の大幅増加を狙ったのです。

一方で「長期脳死生存者」の存在は、脳死になると数日で心停止に至るとされてきた従来の脳死概念を覆しました。参考人として招かれた中村暁美さん（九頁参照）の「娘は一年九か月、生きているとメッセージを送りつづけてくれました」との意見陳述は、衆議院厚生労働委員の胸を打ち、涙を流しながら聞く議員もいました。これに対してA案提案者は、「長期脳死児は、法的脳死判定を経ておらず、〝脳死〟ではない。対象外だ」と言い、二〇〇〇年旧厚生省研究班の報告（「二度の無呼吸テストを経た長期脳死」が三五％存在すること）を認めながらもその事実を隠そうと躍起になりました。

「脳死は人の死か」についての結論は導かれることなく、審議は打ち切られました。そして海外に依存している小児移植の現状をどうするのか、「世界標準」並の移植を、ということだけが声高に叫ばれて、たくさんの問題点を残したまま採決に進み、改定臓器移植法が成立したのでした。

## Q40 臓器移植法の次は「尊厳死」の法制化と言われますが、どういう意味ですか

「脳死」を人の死とすることは、心臓は動いていても「生きるに値しない状態」が人にはあるのだ、と認めることになります。「生きるに値しない命」を絶つということが「尊厳死・安楽死」の発想です。ですから、臓器移植法で（たとえ臓器提供の場合に限ったとしても）「脳死」を人の死と規定したことは、「生きるに値しない」とされる人たちの命を絶つことを合法化するきっかけになるということです。

A案が国会に最初に提出されたのは二〇〇五年八月ですが、二〇〇六年九月には厚労省が「終末期医療に関するガイドライン（たたき台）」を発表して医療を打ち切る手順の案を示したのに続き、二〇〇八年六月には、尊厳死法制化を考える議員連盟（当時の会長は中山太郎氏）が「臨死状態における延命措置の中止等に関する法律案要綱」を発表しています。中山太郎氏は、A案の提案者でもあり、二〇〇九年六月九日の衆議院本会議で「尊厳死を求める人たちにとって、脳死判定はその意思の具現化の手段でもある」と述べました。

実際に脳死を人の死とした国々では、「尊厳死・安楽死」の法制化が進んできました。

一九七〇年代にアメリカでは「脳死」を人の死とする州が出てきますが、一九七六年以降になると、「消極的安楽死」を認める州が増えていきます。カリフォルニア州を見ると、「消極的安楽死」の対象は、最初は死期が迫っているとされた人に対してでした。それが一九八四年になると、「遷延性意識障害」に拡大され、二〇〇〇年になると、認知症で嚥下困難になった人などにも適用されるようになりました。食事や水分補給ができずに餓死していくのを施設の職員が見守る、というような場面も起こっているのです。

命の切り捨てを誰が決めるのかもどんどん変わっていきます。日本の「臓器移植法」がそうであるように、本人の意思に基づくものから始まり、家族の代諾で行われるようになります。

オランダでは、一九九三年に、本人の意思に基づく「積極的安楽死」（薬物を注射したり飲んだりして行われる）を法的に容認しました。一九九五年には、施設にいる「知的障害者」の死亡者の四四％は「安楽死」であった、というユトレヒト大学の調査も発表されています。この場合、「天国にいきたい」という本人の言葉や、自分で点滴を取り外す行為を「安楽死を望む意思」と解釈したとされています。

また、近年、アメリカやカナダでは、医療継続の打ち切りを家族が反対していても、病院の判断として打ち切る、あるいは、病院が裁判所に訴えて医療の打ち切りの判決を出させる状況も起こっています。

日本でも、厚生労働省の科学研究費を受けて、二〇〇五年に理学博士の松村外志張氏が「与死」という概念を提起しています。これは、国家が死なせてよいとする基準を作るというものです。この基準は、「脳死状態」に限定されるものではなく、「時代に合わせて国民の決定に委ねられる」としています。国会の承認を経た基準で判定されることを本人が同意しており、本人が生前に家族に判断を委ねている場合には、「死を与えること」は、非倫理的とは見なさないとする提案です。

このように、「生きるに値しない」という状態を社会が承認する状況になれば、その対象はどんどん拡大され、死なせる手続きも簡略化されていきます。現代においてこうした流れの始まりが、「脳死」を人の死とすることにあると言えるでしょう。

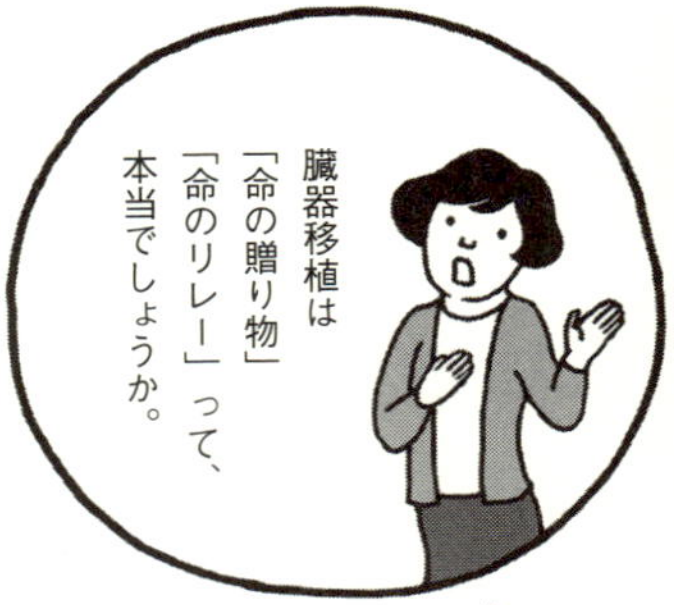
臓器移植は
「命の贈り物」
「命のリレー」って、
本当でしょうか。

コラム

## 全米臓器配分ネットワークの移植コーディネーターが、ずさんな脳死判定を批判

2012年9月26日付の『The New York Post』は、UNOS（全米臓器配分ネットワーク）を解雇された元移植コーディネーターのPatric McMahonさんが提訴したことを伝えました（http://www.nypost.com/p/news/local/organ_ghouls_of_doom_suit_LxCZMP5uRGgI6yn3ywMN9J、最終確認2013年1月7日）。訴状には4つの事例が挙げられています。

① Nassau大学メディカル・センターに搬送された19歳男性は、呼吸と脳活動が見られたがUNOSからの圧力で医師が脳死判定。UNOSのディレクターが「この人は死んでいるんだ。わかったか」と発言した。②ブロンクスのSt. Barnabas病院に入院した女性は、腎臓移植を受けていたことをUNOSの職員が女性の娘に臓器提供同意に圧力をかける材料に使った。McMahonさんは抗議しセカンド・オピニオンを得ようとしたが、神経科医は無視して脳死判定した。③ブルックリンのKings County病院に入院した男性は、脳活動が見られたが、McMahonさんの抗議は無視され脳死と判定され臓器が摘出された。④薬物の過量投与でStaten島大学病院に入院した女性。脳死判定が行われて、臓器が摘出されようとする直前にMcMahonさんは女性の体がまだけいれんしているために「マヒを起こす麻酔」がされていることに気づいた。McMahonさんが抗議すると、他のUNOS職員から病院職員に「ささいなことを問題視して大騒ぎをする未熟なトラブル・メーカー」だと言われた。

# ◆脳死下での臓器提供事例に係る検証会議について

## Q41 検証会議とは何ですか。どんなことをするのでしょうか。検証や報告はきちんと行われているのでしょうか

正式名称を「脳死下での臓器提供事例に係る検証会議」と言います。(1)ドナーに対する救命治療の状況、(2)ドナーに対する臨床的脳死診断（脳死とされうる状態）、法的脳死判定から臓器摘出に至るまでの状況、(3)（社）日本臓器移植ネットワークによる臓器のあっせん業務の状況、の三項目が適切に行われたかを事後検証する機関で、非公開で行われています。

検証会議は検証結果について報告書を公表しますが、遺族の同意を得られないとの理由で公表されないケースが増え、検証の方法も簡略化されています。法的脳死判定一〇例目までは臓器提供に関わった主治医や病院長に直接説明を求めたり、外部の専門家に知見を求めたりして検証が行われました。その後、委員が提供施設に出向いて実地調査や面接をするようになり、現在は「実地調査も省いて書類による検証のみ」とされています。

検証の方法や公表のあり方は、検証会議が提案し、厚生科学審議会疾病対策部会臓器移植委員会での確認を経て変更が決定されます。

第一の変更点は、検証内容は遺族の了解を得た上で公開するとしたことです。それ以降、初期の事例では公表されていた詳しい救命治療の時系列やバイタルサイン（生体情報または生命徴候＝心拍数、脈拍、血圧、呼吸数、体温、尿量ほか）を一覧化した表等が一切報告されなくなり、検証後も家族の同意がないことを理由に開示されない事例が目立ってきました。

第二に、提供病院については病院名を公表することも記者会見をすることも、その判断を病院に任せるとしました。結局、記者会見は行われない、治療内容についても語られないと、市民には詳しい事実が知らされない事態となっています。

第三に、「提供病院が通常行っている治療以上の高度な治療を求めるものではない」という救命治療の検証に関する重大な変更をしたことです。

救命治療を尽くすことは脳死判定を行う大前提です。こうした変更は、検証を形式的なものにしたばかりか、法的脳死判定を行う前提条件、つまり原疾患が確実に診断され、行いうるすべての適切な治療をしても回復の可能性がないと判断される症例、という条件をクリアしないことになります。

改定臓器移植法施行前に行われた脳死下・臓器摘出事例が八六例、改定法施行後は二年半で一二〇例にのぼりました。二〇一三年一月二五日までに行われた二〇六例中検証が終わっている事例は一四二例、うち報告書が公表されたのは四九例だけです。

二〇一二年三月二九日付で厚生労働省は「脳死下での臓器提供事例に係わる検証会議・

一〇二例の検証のまとめ」を公表しました。ここでは法的脳死判定の前提事項である確定診断や脳死判定の除外事項の診断をしなかった事例があったこと、法的脳死判定マニュアルを逸脱した杜撰な判定実態があったことを認めています。たとえば、CT画像診断を行わなかった（一例）、直腸温を測らず腋下で測った（三五例）、収縮期血圧が低いまま診断（一二例）、平坦脳波の検査方法の誤り（一五例）、無呼吸テストを誤った方法で実施（数十例）などを明示しています。しかし、さまざまな問題点が指摘されてもなお、結論は「法的脳死判定はすべての検証事例についていずれも妥当に行われていたと判断した」としており、何のための検証かが疑われます。この報告を受けて臓器移植対策室は、再発防止のために新たな脳死判定チェックシートを作成していますが、二〇一二年六月に富山大学で行われた六歳未満の子どもに対する法的脳死判定ではこのチェックシートは使用されていませんでした。

また、この「まとめ」では、自殺、溺死、殺人などの「ドナーが生じた理由」は、遺族の承諾が得られないという理由で明らかにされていません。統計ならば、プライバシー保護や心情配慮に抵触せずに公表できるはずです。

検証会議は四～五倍に増えた脳死下臓器移植の検証を非公開でどんどん進めています。第三者機関として公平で適正な検証を行うためには、検証メンバーを移植推進の立場の人たちだけで構成せず、慎重な立場の患者団体や弁護士、生命倫理学者も加えたバランスのとれた人選で行うことが必要でしょう。

# ◆海外の状況

# Q42 臓器移植のために海外に行く人はどれくらいいるのですか

海外渡航移植の正確な実数はわかりません。日本移植学会は、「国内での心臓移植が非常に困難な一〇歳未満の小児を含め、一四九名が一九八四年から二〇一一年一二月末までに海外で心臓移植を受けています。法制定後二〇一一年一二月末までに海外渡航心臓移植を希望した小児患者（渡航時一八歳未満）は一一八人に上り、七四人が心臓移植を受けました（うち八人は移植後死亡）が、二六人は渡航前に、一二人は渡航後待機中に死亡」（『臓器移植ファクトブック２０１１』）と報告しています。

厚生労働科学特別研究（二〇〇五年度）「渡航移植者の実情と術後の状況に関する調査研究」によると、国内移植施設への調査では、海外で肝臓移植を受けた患者二二一名と海外で腎臓移植を受けた患者一九八名が、外来通院中であると報告しています。。

日本臓器移植ネットワークは、二〇一二年一一月三〇日までに移植待機患者のうち、心臓は四二名、肺は二名、肝臓は二九名が海外渡航移植を受けたと報告しています。

## ■海外渡航移植の医学的妥当性が疑われるケース

海外にまで渡り本当に移植が必要だったのか、その妥当性が疑われるケースがあります。

●国立循環器病センターで心臓移植の適応と判断された四歳女児のケース。

渡航移植を打診したところ、受け入れ先から心臓再同期療法の有効性の確認を求められ、実施したところ開始直後から症状が著明に改善した（『呼吸と循環』五四巻四号、二〇〇六年、S11～S12）と報告されています。

●渡航後に、心臓移植ではなく心臓の弁の手術の適応とされた小児患者もいます。

●海外渡航臓器移植を行い、移植そのものが死期を早めたと考えられるケースもあります。

「肝臓移植は妥当ではない」と判断されたのに中国で移植を受け、移植約二か月後に死亡した六七歳男性患者のケース。この患者は、「肝移植は妥当ではない」と複数の病院で判断されていましたが、上海の病院で肝移植を受けました。帰国後、発熱・全身倦怠感などが出現し緊急入院、移植肝への肝細胞癌の再発と免疫抑制状態などを背景に、重症感染症を併発し、多臓器不全が進行し死亡しました（「肝硬変・肝細胞癌に対する肝移植療法——当院における適応症例の検討」『市立豊中病院医学雑誌』七巻、二〇〇七年、二七～三四頁）。

●高いお金を支払って海外渡航移植をせずに、国内で人工透析療法を続けていればもっと長生きできたと考えられるケースもあります。

【渡航腎臓移植から二年以内の死亡例】

・透析で八年三か月生存の五五歳女性、中国で腎臓移植を受け透析から離脱できない状態で帰国、肺炎で三・八か月後に死亡（『西日本泌尿器科』七一巻四号、二〇〇九年、一四三～一四七頁）

・六五歳男性は中国で腎臓移植を受け、二か月後に突然の心肺停止で死亡（同右）

・四五歳男性は中国にて死体腎移植を受け肺炎、肝機能障害、腸閉塞、播種性血管内凝固症候群が進行して八か月以内に死亡（『移植』三六巻二号、二〇〇〇年、二八四頁）

・透析で九年三か月生存の五三歳男性、中国で腎移植後九か月で劇症肝炎にて死亡（『移植』四二巻二号、二〇〇七年、一七六頁）

・透析で六年間生存の五一歳男性、中国で生体腎移植を受け気腫性腎盂腎炎となり二年後に死亡（『ＩＣＵとＣＣＵ』二九巻一一号、二〇〇五年、九八九～九九三頁）

# Q43

## 海外で移植が受けられなくなるというのは本当ですか

臓器移植法の改定をめぐって大きく報道されたのは、募金を集めて海外渡航移植に行く小さな子どもの姿でした。「二〇〇九年のWHOで採択される新指針により、海外での臓器移植が禁止され、子どもの命が助からなくなる」という大キャンペーンがはられました。しかし改定法が施行された二〇一〇年七月以降も渡航移植は続いています。

WHOの新指針は新型インフルエンザの影響で一年延期され二〇一〇年五月に決議されました。そこでは、途上国での臓器売買の禁止と生体間移植での未成年者からの臓器摘出の原則禁止をうたっています。海外渡航移植に関しては「移植ツーリズムによる経済的利益の追求反対」に渡航移植も含まれていると、多くの新聞は「渡航移植自粛・決議」と報じました。

海外渡航移植の場合、移植する臓器や国によって費用が異なります。まず前渡し金を支払い、移植後の容態によっては再請求されることもあります。アメリカで心臓移植を受ける場合のデポジット（保証金）は、二〇〇七年までは五〇〇〇万～七〇〇〇万円だったのが、二〇〇八年になって急に値上がりし八〇〇〇万〜一億五〇〇〇万円を請求されるようになりました。二〇〇九年三月には四億円を請求された家族もいます。急に値上がりした高額なデポジットの理由は明らかにされていません。

日本移植学会の『臓器移植ファクトブック２０１０』は、「二〇〇九年一〇月の時点でヨーロッパ全土、オーストラリアは日本人の移植を引き受けないことを決めています。現在、日本人を受け入れてくれている国は、米国とカナダだけです」と書いています。ところが、ドイツの病院で心臓移植を受けるために、二〇一〇年三月に送金し、五月に渡航し、二〇一一年九月に移植を受けた人もいます（美紗都ちゃんを救う会のホームページ **http://misato-chan.net/pc/houkoku** より、最終確認二〇一三年一月七日）。事実にもとづかない情報で、臓器移植法の改悪が煽動されたと判断せざるをえません。改定臓器移植法が施行された現在も、カナダやアメリカに渡航して移植を受ける人は跡を絶ちません。

また、民間の臓器移植あっせん団体を通じて、フィリピンや中国、インド、パキスタンなどで腎臓や心臓移植を受ける人もいます。ＮＰＯ法人海外医療情報相談センターはそのホームページで、二〇一一年に入りフィリピンで二三名の腎臓移植が、中国では一六名の腎臓移植と六名の肝臓移植が行われたと伝えています。

## Q44 海外では「脳死からの臓器摘出・移植」はどのように考えられているのですか

海外では、アンケートに多数の人が「脳死は人の死として妥当、臓器移植は望ましい」と答えていますが、脳死と遷延性意識障害との区別や脳死判定の意味について尋ねると、理解度は低いことがわかります。「脳死からの臓器摘出・移植について、現実の認識が低いほど逆に受け容れが進む」という逆転現象が見られ、混乱した状態です。

### ■「脳死は人の死」、欧米では〝妥当〟が六割、日本は四割

国立保健医療科学院の峯村芳樹氏らは、日本、アメリカ、ドイツ、フランス、イギリスで電話調査を行い、「脳死は〝ヒトの死〟の妥当な診断基準という考え方がありますが、あなたはこれについてどう思いますか」と質問しました。「回答を『妥当な診断基準だと思う』『そうは思わない』『脳死がどのようなものか、わからない』の三つから選択させたところ、欧米諸国では『妥当』の割合がいずれの国も六割を超えていた。一方、日本では『妥当』の

割合が四三％と欧米諸国よりもやや低いものの最も高い割合を示した。日本の特徴は『脳死がどのようなものか、わからない』の割合が二九％と欧米諸国に比べて高いことで、欧米諸国で最も高い割合を示したイギリスよりも一〇ポイント以上高かった。

また『臓器移植についていろいろの意見がありますが、次のうちでどれがあなたの考えに近いですか』と質問し、回答を『望ましいことであり、大いに進めるべきことだと思う』『あまり納得できないが、まあよいと思う』『望ましいことではない』の三つから選択させたところ、欧米諸国ではいずれの国においても、臓器移植については『望ましい』という割合が六割を超えて最も高く、次いで『まあよい』という回答が続いていた。一方、日本では『まあよい』という回答の割合が五割を超え『望ましい』を上回っていたのが特徴的であった」と報告しています（『保健医療科学』五九巻三号、二〇一〇年、三〇四〜三一二頁、筆者要約）。しかし、この調査は電話で短時間のうちに尋ねる調査方法の限界から「脳死と遷延性意識障害の区別はわかっているか」など回答者の知識水準を確認していない欠点があります。

## ■脳死・臓器移植の現実を知らないほど受容する、という逆転現象が起きている

「どのような状態を人の死とすることが適切なのか」「脳死と判定されても長期間、心臓が動きつづける人もいる。なかにはまったく誤った脳死判定も行われている。臓器摘出時に筋弛緩剤や麻酔薬が使われている」などの現実を知ったうえで、脳死患者からの臓器摘出・移

植を受け容れる場合と、そうでない場合とでは、受容の意味はまったく違います。

日本国内で、脳死と遷延性意識障害（植物状態）の定義の違いについて聞いた調査では、正答率が一九八〇年は三八・八％（深尾立〈筑波大学〉『最新医学』三五巻九号、一九二九～一九三二頁）、一九九六年は二八・八％（西垣文敏〈市立札幌病院〉『移植』三一巻二号、一六五頁）、二〇〇〇年は二六・四％（宗教・大本、人類愛善会）と低下傾向が見られます。その一方で近年の世論調査では、「脳死は人の死と受容する人が増えてきた」とされています。「現実認識が低下するほど、逆に脳死の受容が進む」という逆転現象が見られます。

岡山大学大学院の池口豪泉氏が日米両国に本支社をもつ前臨床試験受託会社（二社）の社員と家族二七八名に意識調査をしたところ、アメリカ人は一七・一％が「脳死というのは心臓は止まっている」「回復の可能性がある」、四八・八％が「自分で呼吸できる」と答えました。池口氏は「脳死に関する知識では日本人のほうが有意にその知識が高かった。しかし、その一方で臓器提供意思はアメリカ人のほうが高かった」と報告しています（『岡山医学会雑誌』一一九巻二号、二〇〇七年、一五三～一六三頁）。これも現実認識と脳死・臓器移植の受容との逆転でしょう。

## ■調査結果は正確な理解がないことをうかがわせる

ケースウェスタンリザーブ大学のローラ・シミノフ氏らが、オハイオ州で無作為に抽出した一般市民一三五一人に電話調査したところ、一三五一人の回答者中、脳死という言葉を聞いたことがあるのは九八％だったが、それがオハイオ州で法的な死を意味するのを知っていたのは三四％だった。「脳死者は聞こえているか」という質問に二八％がyesと回答。また脳死者は「死んでいる（dead）」「死んだも同然（as good as dead）」「生きている（alive）」のうちどれに当たるか、という質問には四三％が「死んだも同然」、四〇％が「死んでいる」、一六％が「生きている」と回答しました（*Social Science & Medicine*, vol.59, no.11, pp.2325-2334, 2004.）。一般市民は、脳死について混乱していることを示す調査結果です。「脳死・臓器提供の現実を正確に理解したうえで受容している」とは言えない様子がうかがえます。

## ■「臓器提供の善意が無知に基づいていたらどうなのだろうか……」

会田薫子氏（東京大学大学院医学系研究科）はアメリカに取材して「『臓器移植大国』アメリカの実情――生死の境界線を危うくする過渡期の医療」（『看護教育』四六巻一号、二〇〇五年、二二～三〇頁）を発表し、臓器獲得機構の幹部であるトレイシー・シュミット氏の論考から「脳死と回復不可能な脳損傷の違いは患者家族には理解しにくい。臓器提供を決断する際に家族にとって重要なのは脳死の定義ではなく、患者はもうどのような治療をしても助からないということが確実になったかどうかである」と紹介しています。

また、会田氏自身は医師や生命倫理学者へのインタビューにより、「脳死は有用なフィクション、一種の社会的構成概念（social construct）と言える。素人には理解できない話」などの発言を得て、次のように指摘しています。「脳死の概念がフィクションであることが明白になっても脳死をやめない。さらに、瀕死だがまだ死んでいない人からは臓器摘出できないので、そういう人も死んでいることにしようとする流れが現実のものとなっても、移植推進の専門家の責任だけにはできない。その背後には、『無駄に死にたくない、誰かのためになりたい』という〝善意〟の一般市民がいる。しかし、彼らの善意が無知に基づいているとしたら、どうなのだろうか……一般市民が脳死について本当のことを知れば、ドナーが減りすっかり定着した臓器移植システムが揺らぐ、と心配する医療関係者がいるという。しかし、こうした懸念は本末転倒であると言わなければならない」。

会田氏によるこの解説が、欧米各国さらには日本の現在の状況も明らかにしているでしょう。

# Q45 海外ではどんな人たちから臓器が摘出されているのでしょうか

アメリカでは「臓器提供者の一六・九％が無保険者で、医療保険を欠くことが臓器提供の最大の因子」であり、インドの生体腎の臓器売買提供者は「借金返済のために腎臓を売ったが、長期的な経済的利益につながらず健康を悪化させた」という調査結果があります。

表7は、ハーバードメディカルスクールのアンドリュー・ヘリング氏らが、アメリカの入院患者データから、一四四七人の臓器ドナー（一七〇人の生体臓器ドナー、四七人の角膜ドナーを含む）と四九六二人のレシピエントの保険加入状況、在院日数、平均費用を比較したものです。臓器ドナーの一六・九％が無保険だったのに対して、レシピエントの無保険者は一〇・八％に過ぎず、全入院患者の四・六％と大差がありました。他のさまざまな因子（年齢・性別・人種・病院の規模ほか）も解析した結果、医療保険を欠くことが臓器提供の最も大きな因子であることがわかりました（出典＝Andrew A. Herring: Insurance Status of U.S. Organ Donors and Transplant Recipients: The Uninsured Give, but Rarely Receive, *International Journal of Health Services*, vol.38, no.4, 2008, pp.641-652.)。

インドで腎臓を売った三〇五人を対象に、Madhav Goyal 氏が二〇〇一年に行った調査（表8）では、腎臓を売った女性の六〇%と男

表7　アメリカにおける臓器提供者と移植患者の保険加入状況

| 主たる支払い者 | 臓器提供者 (n=1,447) | 移植患者 (n=4,962) | 他の全入院患者 (n=7,971,320) |
|---|---|---|---|
| メディケア | 14.6% | 44.2% | 37.2% |
| メディケイド | 2.6% | 9.0% | 18.5% |
| 私的保険 | 45.8% | 44.2% | 36.6% |
| 無保険 | 16.9% | 0.8% | 4.6% |
| その他 | 20.1% | 1.8% | 3.1% |
| 平均在院日数 | 3.5 日 | 15.6 日 | 4.6 日 |
| 平均費用 | 33,367 ドル | 174,259 ドル | 19,634 ドル |

出典：*International Journal of Health Services*, 38 巻 4 号 pp.646 ～ 647 より筆者作成。

表8　インドにおける有償腎臓提供者への調査

| 調査参加者の属性 | |
|---|---|
| 年齢 | 平均 35 歳（20 ～ 55 歳）<br>中間値 35 歳 |
| 女性比率 | 71% |
| 教育期間 | 平均 2.7 年（0 ～ 12 年）<br>中間値 0 年 |
| 年間世帯収入 | 平均収入 420 ドル<br>中間値 381 ドル |
| 貧困ライン以下の世帯比率 | 71% |
| 腎摘出術後の期間 | 平均 6 年（2 週間～ 19 年）<br>中間値 6.4 年 |

出典：*Madhav Goyal*：インドにおける腎臓売買がドナーの経済、健康状態に及ぼす影響、*JAMA*（米国医師会誌）、288 巻 13 号、2002 年、pp.1589 ～ 1593。

性の九五％は、労働者か露天商人で、九六％は借金返済のために腎臓を売っていました。腎臓売買で受け取った金額は平均一〇七〇ドル（四五〇～二六六〇ドル）で、仲買人や病院が約束した金額より三分の一も少ない額でした。受け取った金の大部分は借金返済や衣食に使われていました。

そして、ここ六年間で腎臓を売った人々の所帯平均収入は六六〇ドルから四二〇ドルへ下がり、貧困基準を下回る世帯は五四％から七一％に増加、調査時点で七四％はまだ借金が残っていると答えています。

腎臓摘出後の健康状態では、悪化しなかったは一三％で、大部分のドナーは悪化したと回答し、「これから腎臓を提供する人へのアドバイスはあるか」との質問に、七九％が「腎臓の提供は勧められない」と答えました（出典＝Madhav Goyal「インドにおける腎臓売買がドナーの経済、健康状態に及ぼす影響」『ＪＡＭＡ（米国医師会誌）』二八八巻一三号、二〇〇二年、一五八九～一五九三頁）。

## ◆どんな命も等しく大切にされる社会にするために

## Q46 どんなときに人工呼吸器をつけますか

人工呼吸器は、病気や事故などさまざまな要因により、自分の力ではうまく呼吸ができなくて、酸素を効率よく体に取り込めないときにつけます。具体的には次のような場合です。

・先天的な重度の障害や病気が原因で呼吸がうまくできないとき。
・出産時のトラブルで脳に障害が残り呼吸がうまくできないとき。
・脳卒中、脳損傷など脳の障害で呼吸がうまくできないとき。
・溺水（おぼれる）などの事故により脳に障害が残り呼吸がうまくできないとき。
・交通事故、転倒や転落、スポーツなど社会生活のなかで起きたさまざまな事故により、頸椎・頸髄などが損傷し呼吸がうまくできないとき。
・肺炎や喘息など重い呼吸困難の症状が見られるときには、一時的に使われることもあります。

・「睡眠時無呼吸症候群」のように、夜寝ているときに呼吸が止まってしまう人の治療のためには、鼻マスク式の人工呼吸器が使用されています。

人工呼吸器は、いわゆる「終末期」と言われる患者の「延命」に使われる機械と多くの人はイメージしていると思いますが、前述したように人工呼吸器は、自力での呼吸が難しい人にとってはなくてはならない道具です。生命維持装置であると同時に、義足や眼鏡、車いすなどと同じように、失われた体の機能の一部を補完する「補装具」と言えます。

■人工呼吸器の種類（例）

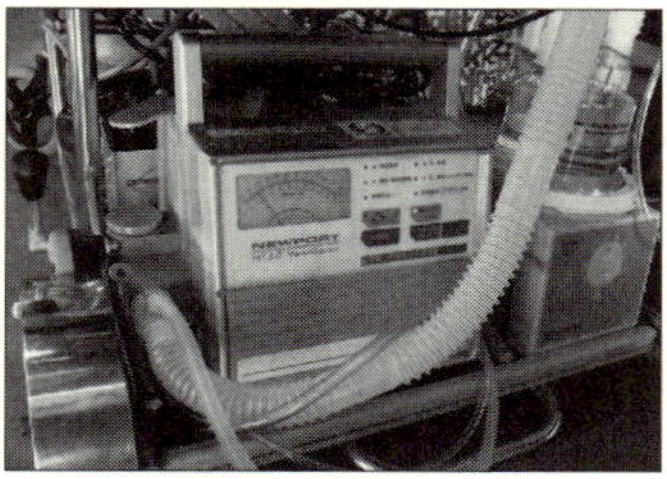

ポータブル型人工呼吸器

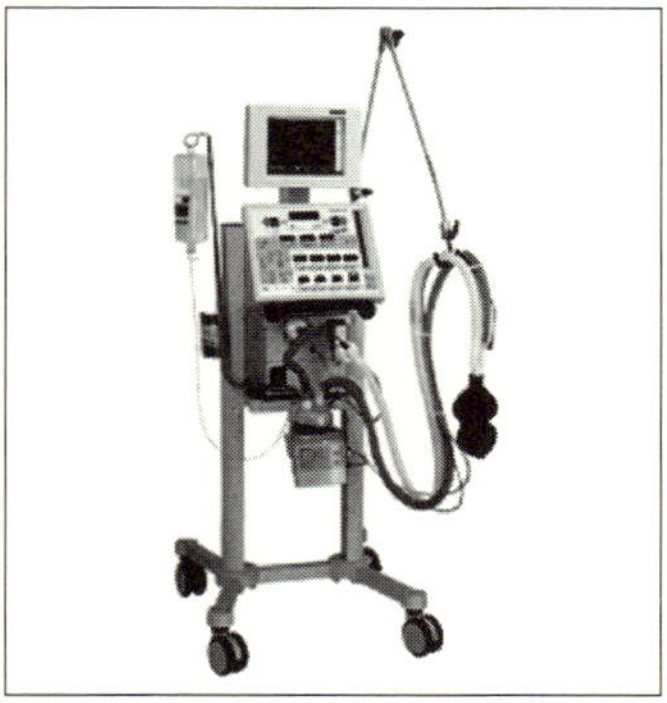

主に医療機関で使用される人工呼吸器

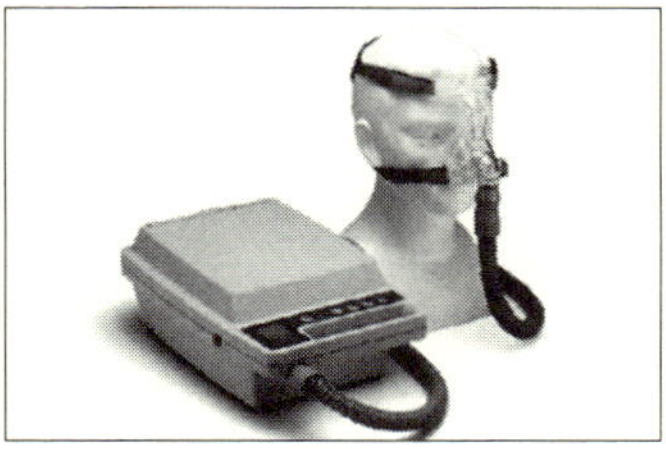

鼻マスク式人工呼吸器

# Q47 人工呼吸器をつけた人はどんな在宅生活をしていますか

日常的な「医療的ケア」(注)など周りの人の手助けが必要な場合も多々ありますが、「普通の人」と同じように生活ができます。

・皆さんと同じように、買い物に行ったり、映画やコンサートを観たり、新幹線や飛行機を利用して旅行をすることもできます。プールや海水浴、スキーなどを楽しむこともできます。

・普通に食事をすることもできます。口から食事ができない場合には経管(チューブ・胃ろう等)で、直接胃や腸に注入して栄養を摂ります。二〇歳になればお酒を飲むこともできます。

・学齢期であれば学校に通い、勉学にいそしみ、学校行事の運動会や遠足など、「普通の生徒・学生」と同じように学校生活を送ることができます。

・社会には人工呼吸器をつけて仕事をしている人もたくさんいます。

一方、たんの吸引や経管栄養などの医療的ケアが、治療とは異なり日常的に欠かせないケアであるにもかかわらず特別視され、社会生活のなかでさまざまな障壁となっています。

・公共交通機関での移動では、見掛けや装備からくる偏見で、新幹線の乗車に際し、「トラブルが発生しても運行会社は責任を負わない」という趣旨の承諾書や医師の診断書の提出を求められることがあります。航空会社からは現在でも要求されています。

・学校では「医療的ケア」があることにより、地域の学校への入学を拒否されたり、家族の付き添いを要求されたりします。修学旅行などの行事

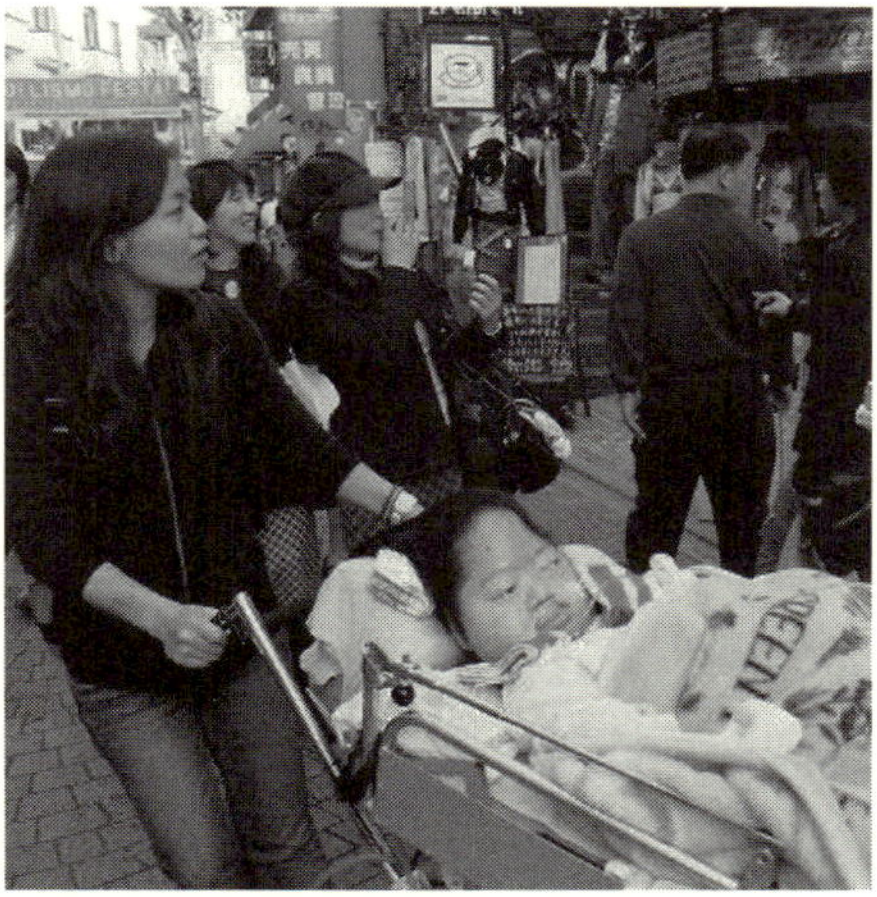

原宿の竹下通りで買い物。

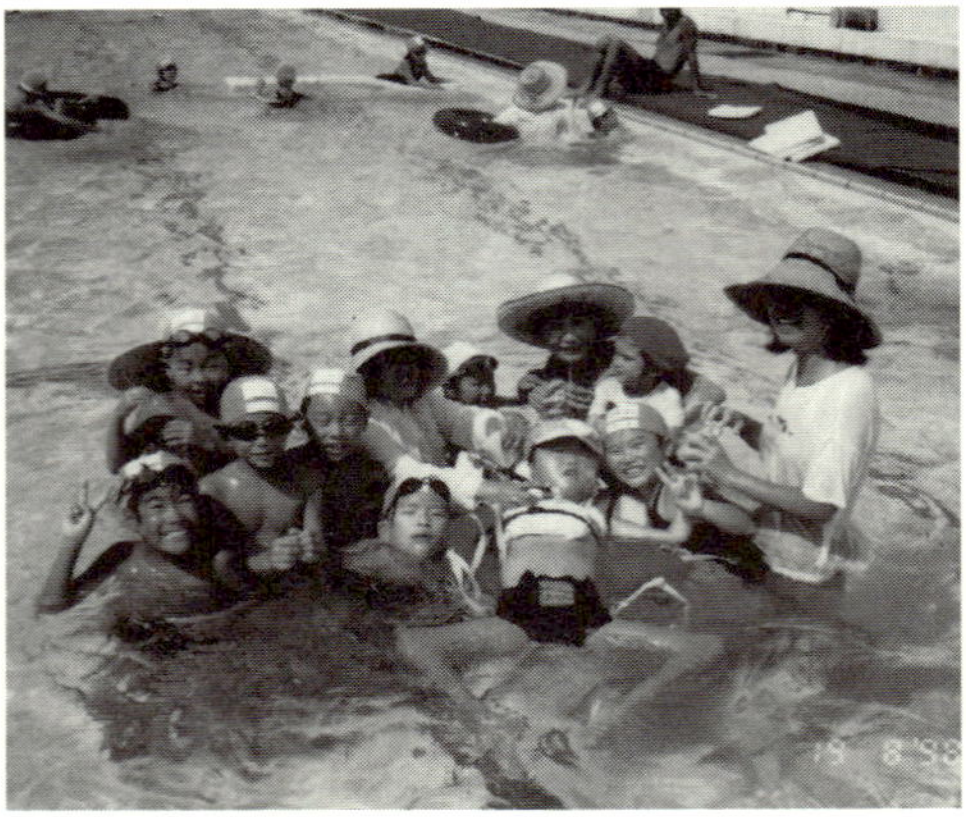

学校のプールでプカプカ。

も、保護者が付き添わないとほとんど参加できません（一部の学校では、保護者が付き添わなくても参加できるような取り組みが始まっています）。

・現在の介護制度では、介護の主体を家族が担わざるをえないため、家族に依存した生活となり、当事者の自立や社会参加が阻害されることになります。同時に家族も、仕事や家事をしながら二四時間三六五日介護することで疲労困憊し、人工呼吸器などの警報装置に気がつかず、生命の危機につながってしまうこともあります。

素人の親・家族がしている「医療的ケア」に、家族以外の大勢の人が関わっていただき、当事者の自立と社会参加が保障され、地域社会のなかで安心・安全で豊かな生活が送れる社会を望んでいます。

（注）「医療的ケア」：在宅で生活する当事者や家族が行っている医療類似行為を「医療的ケア」と呼んでいます。医師・看護師等の医療従事者が行う「医行為」とは区別されていますが、法的には医行為の範疇と解釈されており、誰もが「医療的ケア」を行うことができるようにはなっていません。代表的な医療的ケアとしては、たんの吸引や、チューブからの栄養・水分の補給などがあります。

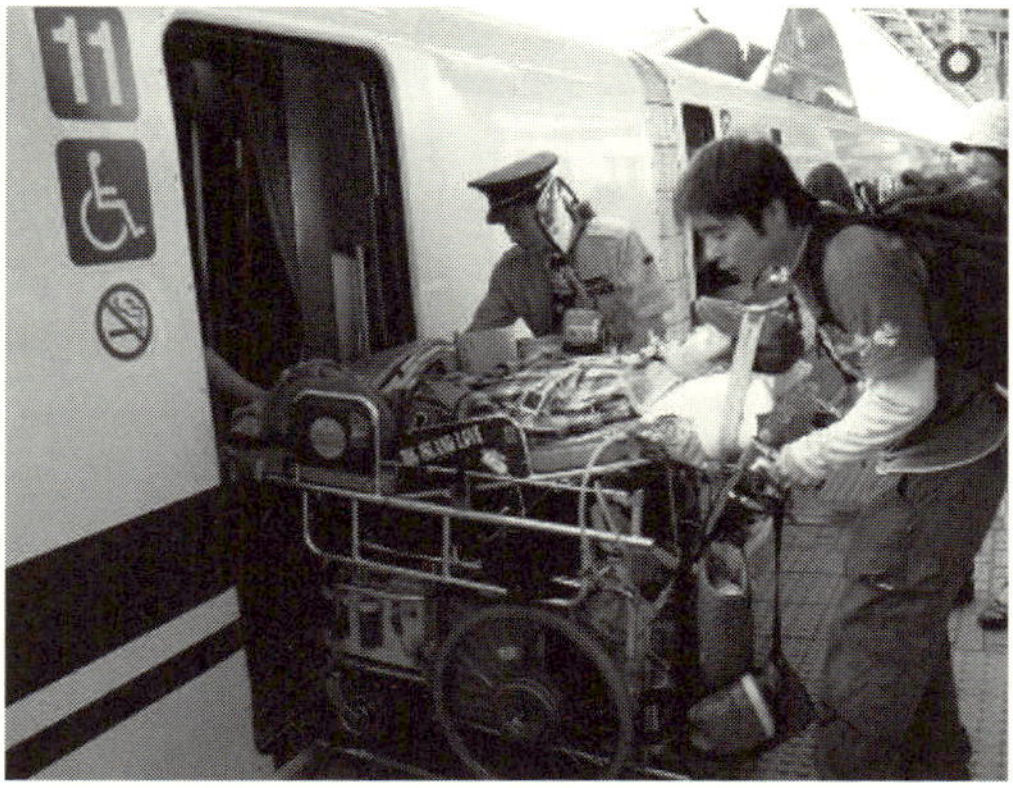

新幹線で旅行します。

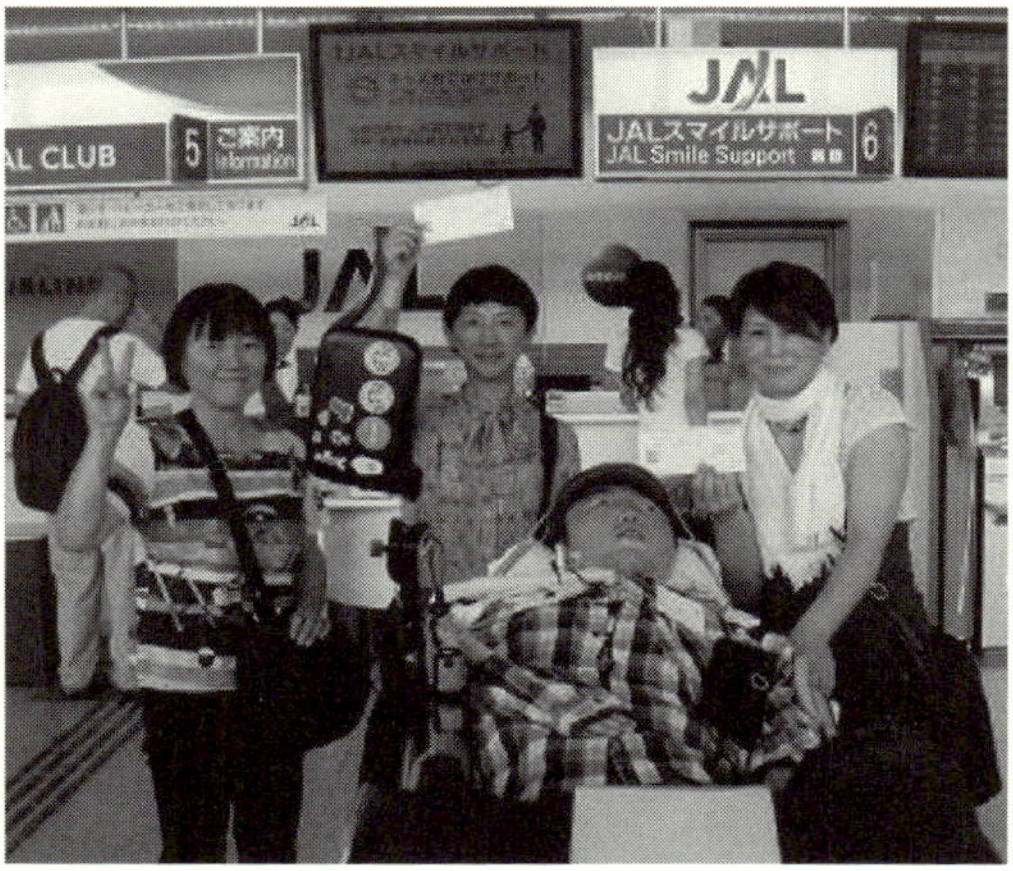

飛行機にも乗れます。

# Q48 「看取りの医療」「選択的医療」とは何ですか

「看取りの医療」とは、医師が患者に対し、回復不可能、いわゆる「終末期」と判断し、現在行っている栄養補給・投薬・人工呼吸器を含むすべての医療を「過剰医療」として中止し「自然経過」にゆだねること、または段階的に医療レベルを落として心停止に至らしめることです。

「選択的医療」とは、重症心身障害児・者の急変時や看取りのために、どこまでの医療を行うかを選択する医療のことです。新生児医療の「重症度に応じた医学的対応のクラス分け」を基にして作られています。意思表示や意思決定ができない本人に代わり、親・家族・医療者が、治療方針として人工呼吸器をつけないなど、医療内容に制限をつけた医療です。

しかし、余命がほとんどないと宣告されても、想定以上に生きつづける人たちは大勢います。ましてや子どもの生命力は計り知れないものがあります。命の終わりの時期を判断することは誰にもできません。命が燃え尽きる最後まで支える医療が大切です。

平成二一年度厚生労働省科学特別研究事業「終末期の生活者の生き方を支える相談・支援マニュアル策定に関する研究」研究代表者の川島孝一郎氏は、その『統括研究報告書』のなかで、「終末期は人の心が構成する生き方に属する構成概念(注)で、それは定義不能、人により状況によって差異がある。しかし、それを実体(注)として誤認し、客観的な規定を設けようとしたために、医療現場に多くの混乱を引き起こしている（要約）」と指摘しています。

そして、「〝終末期に行われる延命治療は無意味〟という考え方や〝終末期の患者は生きるに値しない〟とする考え方によって、重篤な病気に悩む患者・難病・高齢者の人生に対する不安を引き起こし、かえって生活の質を低下させてしまうことになる」と言います。

この『総括研究報告書』が指摘するように、治らない病気に際しても、「より良く生きる」という生き方を最後まで追求できる医療や福祉のあり方が基本となることが大変重要です。

（注）「実体と構成概念」について：実体（実在性）とは「事象として存在すること」、構成概念とは「頭のなかで組み立てること」です。「水」を例にわかりやすく説明します。ここにコップに入った水があり、皆さんが各々その水を飲んだとします。「冷たくて旨い」と思う人、「ぬるくて不味い」と思う人それぞれいるわけです。この場合の「水」は実体で、私たちが知覚できるものです。触る、見る、聞く、味わうなどが知覚です。しかし、旨いか不味いかは、飲んだ人がどう意味づけするかで決まります。私は旨い水と思ったけれど他の人はぬるくて不味い水と思うように、私たちがそれぞれ意味づけすることが構成概念だと考えてください。

# Q49 人の〝いのち〟に価値の違いがあるのでしょうか

「脳死」あるいは「脳死のような状態」と言われ、周りから「意識がない」「意思表示ができない」と思われている人も、生きて存在していることに価値があるのです。その人の状態によって〝いのち〟の価値に違いはありません。

乳幼児や重度心身障害児・者など意思表示や意思決定ができない人の〝いのち〟を、家族や医療者が自分の価値観や尺度で「いのちの線引き」をし、本人の代わりに「意思決定する」ことが本人の「最善の利益」になるとは言えません。

「脳死」であろうとなかろうと、手立てがないと言われても、生きている〝いのち〟を支えていくために、何ができるかということを、医療者と家族が悩み、話し合い、どんな状態の人でも安心して暮らせる社会にすることが人としての役割です。

厚労省「終末期医療のあり方に関する懇談会」委員である仙台往診クリニック院長・川島孝一郎氏は、その報告書のなかで、ＩＣＤ（国際疾病分類）から推移したＩＣＦ（国際生活機能分類）の理念を紹介しながら、次のように指摘しています。

> 今までの医療者は健康状態を一〇〇％と考え、低下した機能を向上させる一般的医学知識やＩＣＤ（国際疾病分類）を中心として医療を行ってきた。治す医療には有効だが、これを治療不可能な場合に当てはめると問題が生じる。治らない疾病者や障害者には低い評価が下され、点数によっては回復不能と判断されて絶望してしまう（要約、図7参照）。

ＷＨＯが二〇〇一年に提唱したＩＣＦ（国際生活機能分類）の考え方は、「健康」を、心身機能・活動・

図７　従来、医学が用いてきた健康状態

**医師が考える要素還元主義の科学的身体**

**比較評価では格差を数値化してしまい構成概念を実体と混同する**

**健　康＝100％**
**ケ　ガ＝　95％**
**脳卒中＝　50％**
**植物状態＝　5％**

……ある点数以下は終末期……

**脳　死＝　〜0％**

治らない人に標準化した終末期を設定し、あてはめようとする

**死　＝　0％**

**比較評価は治る人に有効**

↓

**治らない人には悲惨**

出典：平成21年度厚生労働科学特別研究事業『終末期の生活者の生き方を支える相談・支援マニュアル策定に関する研究　総括研究報告書』（研究代表者川島孝一郎、2010年、pp.13〜14）。

参加の全体像としてとらえることにより、集合体としての心身機能ではない、活動・参加を含めた総合的に人を見る「統合モデル」と考える。「統合モデル」における健康状態は、衰えた心身機能をもちながら行いうる精一杯の活動・参加の統合された全体としてとらえる。置かれた状況においてできうるかぎりの平衡状態を保っているならばそれを認めるものである。植物状態の人が行える最大限の仕事は「まさに生きているというそのもの」であるとすれば、医療者を含むすべての人々は、その状態をそのまま認め、かつ維持できるように計らう（要約、図8参照）。

図８　ICF ではどの状況でも平衡状態を保っていれば健康

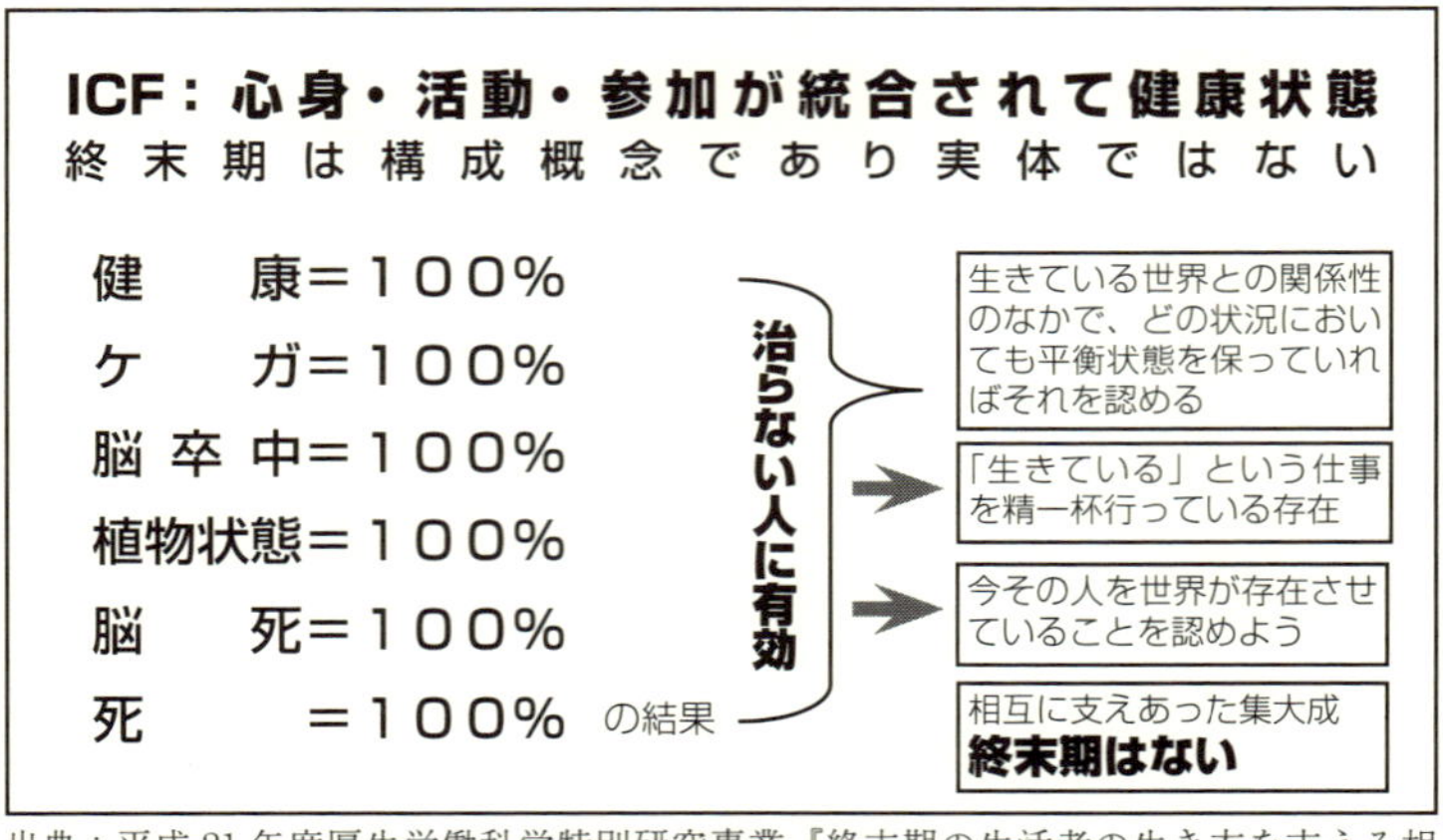
ICF：心身・活動・参加が統合されて健康状態
終末期は構成概念であり実体ではない
健　康＝100%
ケ　ガ＝100%
脳卒中＝100%
植物状態＝100%
脳　死＝100%
死　＝100%
の結果
治らない人に有効
生きている世界との関係性のなかで、どの状況においても平衡状態を保っていればそれを認める
「生きている」という仕事を精一杯行っている存在
今その人を世界が存在させていることを認めよう
相互に支えあった集大成
終末期はない

出典：平成 21 年度厚生労働科学特別研究事業『終末期の生活者の生き方を支える相談・支援マニュアル策定に関する研究　総括研究報告書』（研究代表者川島孝一郎、2010 年、pp.13 ～ 14）。

コラム

## ICF は「五体不満足の思想である」

この生活機能分類のなかで、すごく大事な言葉がさらにあって、それは何かって言うと「健康状態」っていう言葉なんです。「健康状態って何ですか。人工呼吸器つけてて健康なんですか。脳死で健康なんですか」。健康なんですね。健康なときっていっぱいあるんです。WHO が考える健康状態って何かって言うと、「心身機能」、身体や心の機能だけで評価するんじゃないんだということです。身体が完璧なものを健康とするんじゃないんです。身体なんて完璧でなくてもいいんです。完璧でない身体をもってても、それで、その人の生活行為の全体、これを「活動」と言います。それから、家庭や社会参加を「参加」って言います。この 3 つ全部含めてうまくバランス取れてれば、健康だって考えていいんです。これが WHO の健康状態です。

これに一番よく合っているのは、じつは乙武さんの「五体不満足」の考え方です。「五体不満足でどこが悪いんだい」。つまり、心身機能が完璧である必要がなくて、「心身機能が障害をもってたり、衰えていくにしても、その状況、状況における精一杯の活動や参加が、全部統合されている全体で、それで健康と見なせばいいんだよ」ということなんです。だから亡くなる直前まで、人間は健康でありつづけることが可能なんです。

(出典：『医療的ケアの必要な人への地域移行支援事業報告書』医療的ケア連絡協議会編、仙台往診クリニック院長川島孝一郎氏講演録、2011 年、pp.50 ～ 51)

## Q50 臓器移植に関する四つの権利とは何ですか。人権として認められるものですか

脳死・臓器移植を推進する人々が、二〇〇九年の臓器移植法改定論議のなかで、「移植を受ける権利」「移植を受けない権利」「臓器を提供する権利」「臓器を提供しない権利」の四つの権利があり、A案だけがその四つの権利を保障するものだ、と主張しました。しかし、A案は権利を保障するとしながら、家族の同意を使って、意思表示をしていない人の摘出も可能にしました。結局四つの権利とは、脳死・臓器移植に反対する意見を封じて、臓器を得るための方便でしかないことを自ら露呈したのです。

「臓器移植を受ける」権利は、人の権利として存在しません。なぜなら、脳死・臓器移植は他人の命、人権の犠牲の上に成り立つものだからです。他人の人権を侵害し、命を犠牲にして臓器を獲得することを、権利として認めることはできません。

生きたいと願うのはレシピエントだけでなく、ドナーとされる人も同じです。「生きたい」「助けて」と叫んでいるのに、周りに聞こえないだけかもしれません（Q17、Q19）。家族で

あっても命を奪うことはできません。医療の現場で「命を助ける」使命が放棄され、権利一般が語られるとき、その裏に隠された思惑を見抜くことも大切です。（以下は、生体間臓器移植は除外して考えます。）

## 一、どのような状態を人の死と考えるかは、個々が判断し選択することではない

人の死とは、「心停止から始まり生命現象がすべて失われ腐敗する状態へのプロセス」です（Q1）。誰もが納得できる状態でなくてはなりません。死の状態が個々人で異なることなどはありえません。

「脳死下」あるいは「心停止下」で行われる移植用臓器の摘出のための処置は、血液循環がある状態で開始されます（Q24、Q25）。血液循環があるということは、生命現象がある生身の人間ということです。この行為は、臓器提供者に死亡宣告が行われていないと、傷害あるいは傷害致死罪に問われることになります。ところが、死が確認できない状態で処置を開始しなければ、移植は不可能なのです。心臓移植に至っては、成功率を上げるために、心停止に至る可能性が低い患者を提供者（ドナー）にします。つまり、基本的に不適切な死亡宣告が行われた場合にだけ「死体」臓器ドナーが発生するのです。

「死んだ」と見なして臓器を摘出することは人権の侵害です。殺人に近いでしょう。他人の命を犠牲にして得られる臓器を移植に用いることに、社会的・道徳的正当性はありません。

「移植を受ける権利」なんてとんでもない、反社会的行為として禁止するべきです。

## 二、「脳死は人の死」論から、「臓器提供安楽死・尊厳死、与死」論への変質

日本移植学会や日本救急医学会等は、「人の死とは心停止から生命現象がすべて失われる状態へのプロセス」という多くの人が受け容れてきた考えに沿って、「脳死判定基準を満たしたら必ず心停止に至る」ので「脳死は人の死」と宣伝してきました。ところが現実には脳死判定基準を満たしても心停止に至らない患者がいます（Q５、Q９）。なかには脳波や自発呼吸が復活する患者まで、脳死と判定しています（Q19）。そのためか、この「必ず心停止に至る」はいつのまにか「脳の機能が回復しない」だけになり「死の前倒し」を拡大しています。さらに「移植に関する権利」を主張して、「脳死を人の死とするかしないかは、個人が判断し選択できる」として、「尊厳死移植」や「与死」（Q40）への道を開こうとしています。「不都合な真実」を、ドナー候補者側の選択、自己決定で解決しようというのです。

## 三、移植に関する権利を認めることは、「生きるに値しない命がある」とすること

脳死・臓器移植の推進は、「脳が回復しない状態になれば人として生きていても仕方がない。お金もかかるし、治療は止めて死んでもらおう」という考えを制度として定着させることになります。そのような社会では、重篤な病気や障害を抱えた人の生きる権利を保障する

基盤はありません。病気や障害があっても、「生きるに値しない命」と切り捨てるのではなく、共に生きられる共生社会を築いていきたいものです。

### 四、ドナー（候補者）やその家族、レシピエント（候補者）の人権も擁護されていない

この本のなかで述べてきたように、臓器移植を受けた患者のほうが生存率やＱＯＬは高いのか（Ｑ30）、臓器ドナーへの救命治療は尽くされるのか（Ｑ20、Ｑ21、Ｑ22）、検証は形式的（Ｑ41）、脳死判定には間違いがある（Ｑ17）、とくに子どもは長期脳死が多い（Ｑ５）、脳機能が戻る患者の報告もある（Ｑ19）、臓器摘出時に使用される筋弛緩剤・麻酔薬投与の事実が知られていない（Ｑ23）、家族は正しい説明を受けているのか疑問（Ｑ25、巻末資料二〇七頁）……。

終末期の説明、死亡宣告、臓器提供、移植、これらに関わる情報が隠され、曖昧にされるなかで、多数の「死体」とされた人からの臓器摘出・移植が行われたと考えざるをえません。真実を伝えずに、臓器移植を推進しようとするために「臓器を提供する権利・しない権利、移植を受ける権利、受けない権利」が宣伝されているのではないでしょうか。

最後に二〇一〇年夏に出された「バクバクっ子・いのちの宣言」を紹介します。私たちはこの宣言にある生き方、社会のあり方が基本であると考えています。

## 「バクバクっ子・いのちの宣言」

＜ひとつ＞
わたしたちは、みんな、つながっているにんげんです。
いっしょうけんめいにいきています。

＜ふたつ＞
いま、せかいは、いのちのじだいです。
わたしたちには、そのいのちを、ひとりのにんげんとして、
たいせつにすることが、もとめられています。

＜みっつ＞
どのいのちも、ころしても、ころされても、
じぶんでしんでもいけません。
とおといしにかたは、ありません。
とおといいきかたと、とおといいのちがあるだけです。

＜よっつ＞
わたしのかわりも、あなたのかわりもありません。
わたしたち、にんげんは、わたしのいのちを、せいいっぱい、
いききるだけです。

＜いつつ＞
わたしたちは、わたしたちのいのちをうばうことをゆるしません。
わたしたちは、わたしたちをぬきに、わたしたちのことをきめないで
とさけび、
ゆうきとゆめ、きぼうをともだちに、
にんげんのいのちのみらいにむかいます。

（バクバクの会20周年を記念して　2010年夏）

# ◆資料◆

## ■脳死判定後または臨床的脳死診断後に脳機能回復、脳血流再開、成長等の報告（国内）

下記資料

Q9　子どもの「脳死」と大人の「脳死」に違いはありますか
Q17　確実に「脳死」を判定できますか。また「脳死判定」は安全ですか
Q19　「脳死と判定された人が回復した事例がある」と聞きました。どのような事例ですか
Q50　臓器移植に関する四つの権利とは何ですか。人権として認められるものですか

＊無呼吸テスト二回実施例

1．広島大学病院：脳死と判定したあとに脳血流、聴性脳幹反応が再開、脳死後二二日間生存（『日本救急医学会雑誌』八巻六号、一九九七年、二三一～二三六頁）

三か月男児は、第五病日と第六病日に広島大学医学部における医学的脳死判定基準に基づき脳死と診断。第九病日に脳血流の存在を認め、第一二病日には第Ⅴ波まで確認できる聴性脳幹反応が得られた。

2．大阪大学医学部付属病院：四〇日後に自発呼吸出現、脳死後六九日間生存（『Pediatrics』九六巻三号、一九九五年、五一八～五二〇頁）

三か月女児は、第三病日と第五病日に無呼吸テストを実施して無呼吸。第一九～二二病日の頭部CT、脳血管造影では脳の自己融解が見られず、脳循環はほぼ正常。第二七～三三病日には視床下部、下垂体機能の残存が確認。第四三病日、自発呼吸が発現。

3．兵庫医科大学病院：抗利尿ホルモンを中止したが心停止せず身長が伸びた。脳死後三一二日間生存（『日本救急医学会雑誌』一一巻七号、二〇〇〇年、三三八～三四四頁）

生後一一か月の男児は、身長七四センチ、体重八・七キロ。第一五病日に成人用脳死判定で無呼吸テストも行い脳死状態。第二一九病日に「小児における脳死判定基準に関する研究班」の基準案を満たした。第二四五病日に抗利尿ホルモンは中止したが心停止せず、第二五三病日に身長八二センチまで増加。第三二六病日死亡、経過中に脳の一部融解漏出あり。

## ＊無呼吸テスト一回実施例

4．公立高畠病院：脳死判定基準を満たしたあとに、自発呼吸、脳波、聴性脳幹反応あり、生存中（『日本小児科学会雑誌』九九巻九号、一九九五年、一六七二～一六八〇頁）

一一歳男児は、一九九三年一〇月二〇日発症、テンカン発作で心停止。一一月五日、平坦脳波、一〇分間無呼吸テストで自発呼吸認められず厚生省脳死判定基準（一九八五年）により脳死状態と考えられたあとに、一九九四年三月一〇日、発症五か月後に脳波検査にてきわめて低電位ではあるが波形が認められ、五月一九日聴性脳幹反応で頭蓋内血流があることを示すⅠ波の再出現を見た。八月二二日失調性呼吸が認められ数日持続。三〇分間無呼吸テストで規則的な自発呼吸が出現、九月二二日ふたたび失調性呼吸となり消失。現在（一九九五年）血圧一五〇～一八〇／九〇～一一〇mmHgと高く、呼吸管理を必要とするが、循環状態は比較的安定し、経管栄養も順調に行われている。

## ＊無呼吸テストは実施したが回数不明例

5．札幌医科大学医学部付属病院：在宅人工呼吸療法、身体が成長、八一二日間生存（『日本小児科学会雑誌』一一三巻九号、二〇〇九年、一四一八～一四二二頁）

一歳六か月男児は急性脳症、第一二病日に小児脳死判定基準に基づき脳死判定（無呼吸テスト実施、前庭反射は数週間後に施行）。約一年後に在宅人工呼吸療法へ移行。急性腎不全により第八二三病日に死亡。死亡時の身長は一〇二センチ、体重一八キロであり、身体発育の成長が見られていた。頭部ＣＴは、発症二年二か月後に灰白質は低吸収域に変化し、白質との境界が不明瞭、脳の液状化の進行と考えられた。

6．大阪府立病院：竹内基準満たしても視床下部ホルモン分泌、脳血流一七日後も確認（『日本救急医学会雑誌』四巻、一九九三年、六五五頁）

五歳一一か月男児は、第八病日に アトロピンテストと無呼吸テストにも無反応で竹内基準を満たした。抗利尿ホルモンは第一三病日まで分泌。第一四病日に経頭蓋骨的ドプラー法で脳血流停止が観察されたが、第二五病日に造影CTで脳血流が確認された。

7. 藤田保健衛生大学病院：脳死から一か月後に自発呼吸、一七八日間生存（『救急医学』一二巻九号、一九八八年、S477～S478／『Geriatric Medicine』二六巻四号、一九八八年、五〇一～五〇七頁）

四歳男児は、脳波、聴性脳幹反応は完全に消失するも、一か月後に一時的ながら自発呼吸を認めた。

**＊無呼吸テストの実施は不明だが、脳死判定基準を満たしたとする報告**

8. 大阪労災病院：脳死判定から一八日目の脳波・聴性脳幹誘発電位で反応、治療中止、三〇日間生存（『大阪小児科学会誌』二五巻二号、二〇〇八年、八頁／『日本小児救急医学会雑誌』八巻二号、二〇〇九年、二四八頁）

三歳女児は頭部打撲で救急搬送。入院二日目、三日目二四時間間隔で行った脳死判定では小児脳死判定基準を満たした。一八日目の脳波ではわずかながら活動を認め、聴性脳幹反応は左第一波・第二波の反応が認められた。

9. 岐阜県総合医療センター：大脳の不可逆的変性の一方で内分泌は正常、体重・身長が増加（『日本周産期・新生児医学会雑誌』四三巻二号、二〇〇七年、四六三頁）

一歳二か月女児は心肺停止状態にて出生、三〇分後に心拍再開し以後、自発呼吸なく人工呼吸管理を継続、自発運動・反射は見られず痛覚刺激にも反応せず小児の脳死判定基準を満たしたが、完全経管栄養にて体重増加、身長増大。生後二〇〇日の頭部CTおよびMRIでは大脳の融解を認め、大脳の不可逆的変性が示唆された。生後一年での内分泌学的検査では下垂体系および副腎系ホルモンは正常であった。

10. 奈良県立奈良病院：脳死判定後一三日後に脳波と痛み刺激に反応、一七日後に脳幹部の血流を確認、四三日間生存（『日本新生児学会雑誌』三五巻二号、一九九九年、二九〇頁）

重症新生児仮死の女児は、小児脳死判定基準（暫定基準案）に基づき脳死判定を施行（二四時間ごとに計三回）。日齢七に患児は脳死と判定されたが、脳死判定 の一三日後に脳波と痛み刺激に反応、一七日後に脳幹部の血流を確認した。

11．杏林大学医学部付属病院：一〇例のうち二例で聴性脳幹反応あり（『脳と神経』四一巻一号、一九八九年、七三～八三頁）

厚生省判定基準を満たした一〇歳～一九歳一〇例の患者のうち、聴性脳幹反応はⅠ波またはⅠ波とⅡ波が二例から測定された。

**＊脳死判定の詳細不明または無呼吸テストを行っていない例**

12．東京医科大学付属病院：脳波変化を来たす例が大部分、一例は生存中（『日本小児科学会雑誌』一一三巻二号、二〇〇九年、四〇一頁）

五例中四例で深昏睡・自発呼吸停止・脳幹反射消失は認めたが、経過中に脳波変化を来たしたことにより判定基準から外れた例が大部分を占めていた。

13．川崎医科大学付属病院：脳死状態のあとに逃避反応、大脳皮質も機能（『脳と発達』四一巻一号、二〇〇九年、七一頁）

一三歳女児は交通事故で心肺停止、脳死状態後に逃避反応が見られ、右上肢刺激の短潜時体性感覚誘発電位で（大脳皮質の電位である）N20の波形を認めた。

14．兵庫県立こども病院：脳死状態と判断後に除脳硬直（『死の臨床』一三巻二号、一九九〇年、八四～八五頁）

六歳女児は、一九八九年一〇月一七日の脳腫瘍部分摘出術後に脳梗塞、呼吸状態悪化し二一日人工呼吸器装着、二三日CT等により脳死状態と判断、間代性痙攣を起こしたり、除脳硬直が見られたりするも徐々に全身状態は安定。

15．横浜市立大学附属市民総合医療センター：手足の運動、呼吸回数の増加あり（『日本看護学会論文集〈小児看護〉』三六号、二〇〇六年、三三三～三三五頁）

急性壊死性脳症の三歳男児は、脳波上脳死と診断。家族の希望によりＤＮＲ（蘇生措置拒否）の方針となり、人工呼吸管理と維持輸液療法のもと二か月後に亡くなった。手足の運動や呼吸回数が増えた時期に「本当に脳死状態なのだろうか。もう一度、脳波を調べてほしかった」と悩んだ看護師もいた。医師は「手足の運動は不随意運動で、自発呼吸ではなく横隔膜の反射の可能性あり」と説明。

16. 関東圏の大学病院：快・不快の表情を示す。生存中（『日本看護学会誌』二五巻四号、二〇〇五年、一三～二一頁）

二歳男児は「脳死の状態」と早い段階から一貫して説明されていた。現在四歳、入浴時に気持ちよさそうな顔をする。嫌なときは眉間をしかめて嫌そうな顔をしている。

17. 兵庫県立こども病院：一五日後に自発呼吸、一時的に人工呼吸器から離脱（『日本小児科学会雑誌』一一二巻二号、二〇〇八年、二七九頁）

二〇〇五年一月から二〇〇七年九月までに死亡退院五一例、うち来院時に深昏睡・対光反射消失は一一例。年齢中央値は一歳一一か月。臨床的脳死状態と診断した一五日後に自発呼吸が出現し、一時、人工呼吸器から離脱した症例があった。

18. 兵庫県立西宮病院：聴性脳幹反応全波消失後も視床下部に血流、抗利尿ホルモン分泌、約二〇日間生存（『日本救急医学会雑誌』二巻四号、一九九一年、七四四頁）

一歳一か月女児は、第二病日に瞳孔散大、脳幹反射はすべて消失、聴性脳幹反応はⅠ～Ⅴ波が消失、脳波平坦化。第一四病日に視床下部付近にわずかながら血流を認め、抗利尿ホルモンおよび副腎皮質刺激ホルモンが微量ながら分泌されていた。

19. 近畿大学医学部附属病院救命救急センター：脳死判定の一〇日後から自発呼吸、四年三か月生存（『脳死・脳蘇生』一九巻一号、二〇〇六年、五五頁）

五か月男児は、第二〇病日と第二四病日に脳死診断を行った。無呼吸テストの代用として、呼吸器設定の操作により、動脈血中の二酸化炭素を貯留させた状態で自発呼吸出現の有無をチェックした。その結果、すべての反応は認めず聴性脳幹反応も認めなかった。第三〇病日頃から微弱な自発呼吸の出現を認めた。

20. 高知市民病院：脳死状態と診断したが生存中。脳血流あり（『脳死・脳蘇生』一六巻、二〇〇四年、五〇～五六頁）

四か月男児は、蘇生六日後の時点で、脳幹反射消失、脳波は電気的無活動、聴性脳幹反応は波形認めず、脳死状態と診断した（無呼吸テスト施行せず）。蘇生六日後に、大脳皮質の一部、基底核部ほかの領域に脳血流を認めた。蘇生九〇日後、植物状態で生存している。

21. 福岡大学病院救命救急センター：臨床的脳死例に聴性脳幹反応あり、簡易無呼吸テストで自発呼吸出現（『脳死・脳蘇生研究会誌』一二巻、一九九九年、四八頁）

四か月乳児は臨床的脳死と診断した同日に聴性脳幹反応はⅣ波まで認められ、簡易無呼吸テストで自発呼吸が出現した。

22. 奈良県立医科大学付属病院：発症後一・五か月、二か月後、一歳八か月時にも脳波活動。二年三か月まで生存（『小児の脳神経』二六巻四号、二〇〇一年、三〇三頁）

生後四日目に脳室内出血を来した男児は、以後人工呼吸管理、運動反応なし、深昏睡状態。二か月半後に大脳血流なく、三か月後も同様の所見。臨床的脳死と判定したが、脳波検査で発症後一・五か月、二か月後にも一〇μV前後の脳波活動を認めた。一歳八か月時の脳波検査で八～一二Hz、一〇～一五μVの脳活動残存。明らかなα波、β波とθ波を伴う低振幅脳活動あり。

## ＊成人の臨床的脳死例

23. 徳島赤十字ひのみね総合療育センター：第一一〇病日に痛み刺激に反応、一一六日間生存（『日本小児科学会雑誌』一一五巻二号、二〇一一年、五〇四頁）

低酸素性脳症後遺症の二四歳女性。第一八病日の脳波は平坦、聴性脳幹反応検査で反応を認めなかった。

家族に臨床的脳死状態と説明した。第一一〇病日に痛み刺激に反応があり、脳幹機能の回復が期待されたが第一四四病日に永眠。

24. 長野赤十字病院：四四日後に自発呼吸、人工呼吸器から離脱、五四日間生存（『中部日本整形外科災害外科学会雑誌』五一巻四号、二〇〇八年、七八三〜七八四頁）

六四歳女性は手術、帰室後に心肺停止、昏睡状態で術後三日、六日に脳波を測定するも反応に乏しく低酸素脳症と診断。その後、数回の脳波測定でも反応が見られず、脳死と診断。術後約五〇日バイタルサイン安定しており、自発呼吸もなんとか認めたため、家族に説明し人工呼吸器より離脱した。術後六〇日に呼吸状態が悪化し永眠した。

**＊胎児脳死判定例**（胎児脳死判定では無呼吸テスト、脳波測定などは行われません）

25. 北里大学病院：完全な誤診、異常なく九日後に退院（『日本産科婦人科学会神奈川地方部会会誌』四一巻二号、二〇〇五年、一六七頁／『神奈川医学会雑誌』三三巻一号、二〇〇六年、三四頁）

胎児脳死と強く疑われた女児は、頭部CTや脳波検査をしたが、神経学的異常所見は認めず、経過良好で日齢九に退院した。

26. 国立循環器病センター：完全な誤診、子宮内で脳死状態から回復（『The Journal of Obstetrics and Gynaecology Research』三六巻二号、二〇一〇年、三九三〜三九六頁）

妊娠二八週で胎児は脳死状態と推察され、分娩誘発は決定されず経過観察。入院八時間後、胎児心拍数モニタリングは若干の変動性を示し、一二時間後には胎児は完全に回復した。妊娠三五週に帝王切開。一四か月時、正常な精神的な発育をした。支えられて歩き、短時間ならば一人で立つことができる。

## ■法的脳死判定・臓器摘出における筋弛緩剤・麻酔薬使用例

下記資料

Q23　臓器を摘出するときに筋弛緩剤や麻酔薬が使われると聞きましたが、本当でしょうか。なぜ使うのですか

Q50　臓器移植に関する四つの権利とは何ですか。人権として認められるものですか

法的脳死判定二例目（慶応大学病院）では、臓器提供者（ドナー）の検査時から使われました。臓器を摘出する前の超音波検査で、肝臓などの近くに腫瘤のあることがわかったため、良性か悪性かを調べるため、肝臓の一部を切り取る検査が行われました。そのときに昇圧剤や降圧剤を投与しても血圧・心拍が大きく変動したため、吸入麻酔（ガス麻酔）が必要だったことが報告されています（『The Keio Journal of Medicine』四九巻三号、二〇〇〇年、一一七～一三〇頁）。

法的脳死判定九例目（福岡徳州会病院）では、臓器摘出手術の開始前にベクロニウム（筋弛緩薬）四mgを静脈注射した。臓器摘出手術の開始直後に一時的に高血圧となったため、ニトロプルシド（血管拡張薬）とイソフルラン（ガス麻酔）〇・五％を数分間投与した、と報告されています（『麻酔』五〇巻六号、二〇〇一年、六九四頁）。

法的脳死判定三〇例目（日本医科大学付属第二病院）では、フェンタニル（麻酔剤）、ベクロニウム（筋弛緩剤）を投与して麻酔を始め、さらに胸骨縦切開（心臓に到達するために胸骨を縦に切開する）時に血圧が上昇して、イソフルラン（吸入麻酔）を投与した、と報告されています。（二〇四頁の図は、LiSA誌に掲載された手術室配置。左上に麻酔器がある）

注目されることは、臓器摘出手術の最中に、臓器提供者の心拍数が毎分四〇の徐脈になり、そこで脳死患者には効かないはずの薬剤アトロピンが〇・五mg投与されて、回復したことです（『日本臨床麻酔学会第二四

回大会抄録号』二〇〇四年、S59、および付属CD ¥endai¥1-023.html／『LiSA』一一巻九号、二〇〇四年、九六〇〜九六二頁)。アトロピンは、脳死判定の補助検査に使う施設もあります。アトロピンを投与して、心臓の動きが変わったら脳死ではないと判断しています。脳死患者にアトロピンは効かないのが、麻酔科医の常識です。あえてアトロピンを使ったのは、脳死ではないと知りつつ臓器を摘出した、ということでしょうか。

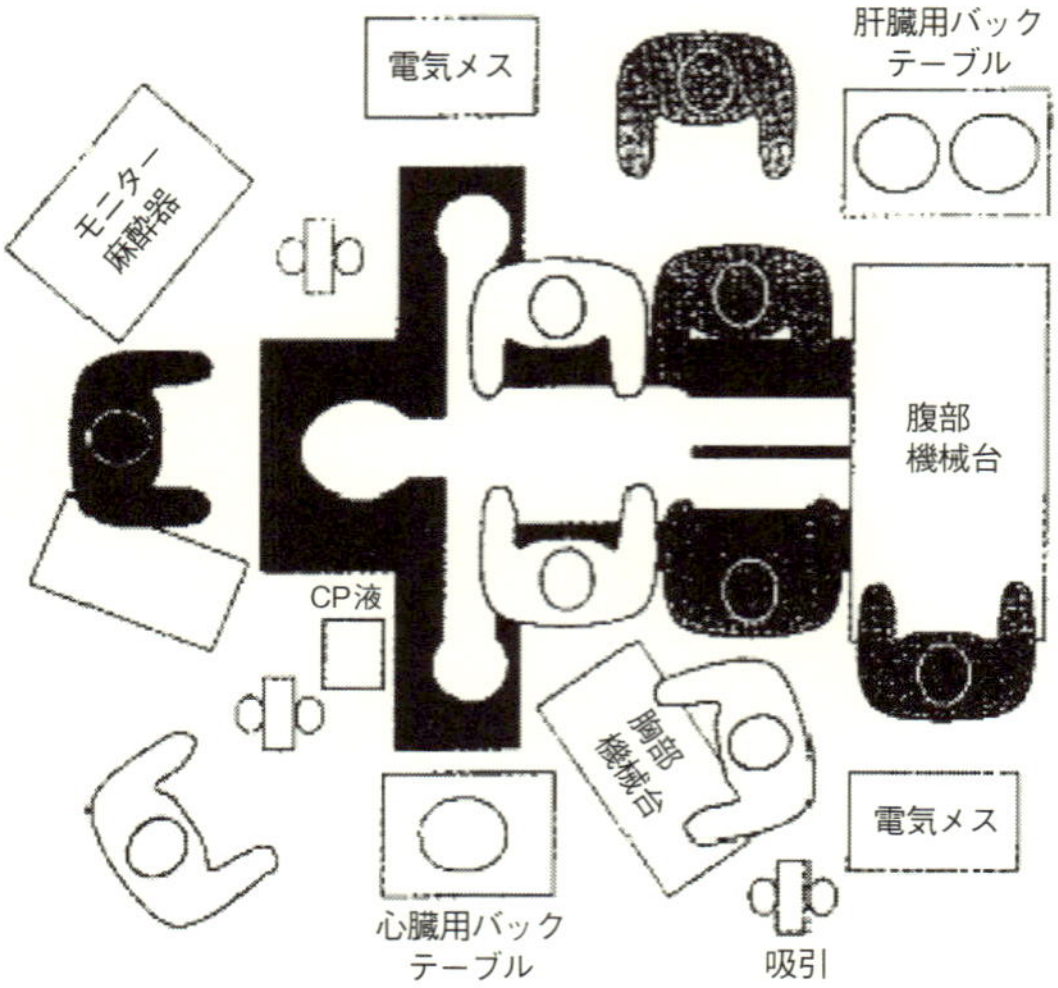


出典：『Lisa』11 巻 9 号、2004 年、p.961。

## ■心停止後の自然蘇生例

下記資料

Q25　三徴候死による死亡が宣告された直後の人に、即座に、どのようなことを行っても許されるのでしょうか

Q50　臓器移植に関する四つの権利とは何ですか。人権として認められるものですか

三徴候死による死亡宣告がなされても、その後に「生き返った」という報道は、数年に一例ほどあり、報道されない自然蘇生・社会復帰例はさらに多いと見込まれます。近年は、心電図など正確な記録下に、心臓の拍動が蘇生したケースが報告されています。

長野市・吉村クリニックの吉村医師は、失神して救急搬送された六二歳女性に装着していた心電図の記録を見たところ「五分二七秒の間、心停止の状態であった。失神前日と当日の記憶喪失はあるが、知能や言語、運動能力にまったく問題ない」と報告しています（ホルター心電図装着中、五分二七秒の心停止を生ずるも自然蘇生した一例、『循環科学』一五巻一号、一九九五年、一一四〇〜一一四四頁）。下図が、この六二歳女性の心電図のうち五分二七秒間の心停止・自然蘇生の部分です。

病院内の自然蘇生例は、欧米から以下の報告があり（二〇六頁表）、後遺症なく退院した八〇歳男性もいます。

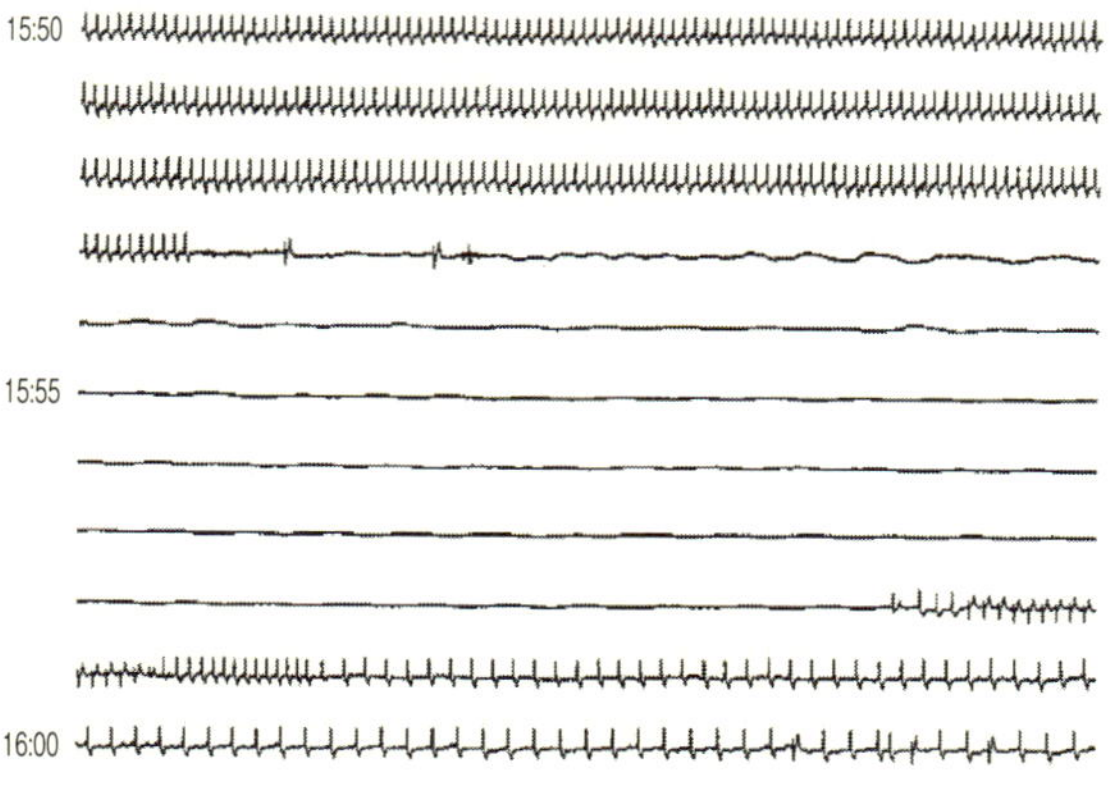


出典：『循環科学』15 巻 1 号、1995 年、p.1141。

表　病院内の自然蘇生例

| 年齢性別 | 心肺蘇生の断念から自然蘇生までの時間 | 自然蘇生時のモニター | 意識回復の有無 | 最終転帰 | 出典 |
|---|---|---|---|---|---|
| 55 歳男性 | 7 分間 | 心電図 | 記載なし（散大していた瞳孔は、心拍再開後に縮小した） | 3 日後に死亡 | *Resuscitation*, 32(1), 27-29, 1996. |
| 93 歳女性 | 5 分間 | 心電図 | 記載なし | 記載なし | *Anesth Analgesia*, 93(1), 241, 2001. |
| 76 歳男性 | 5 分間 | 心電図 | 記載なし | 24 日後に死亡 | *Anesthesiology*, 91(2), 585-586, 1999. |
| 67 歳女性 | 5 分間 | 心電図 | 回復 | 9 日後に死亡 | *Anesthesiology*, 89(5), 1252-1253, 1998. |
| 80 歳男性 | 5 分間 | 心電図 | 回復 | 35 日後に後遺症なく退院 | *Lancet*, 1(8279), 1019, 1982. |
| 63 歳女性 | 3 分間 | 心電図 | 回復 | 12 日後に死亡 | *Clinical Intensive Care*, 16(3/4), 179-181, 2005. |

出典：各文献から執筆者作成。

### 心臓のみの自然拍動再開例

殺人事件の被害者で急死した特殊なケースですが、死後硬直・死斑の見られた「死」後約一二時間経過後の司法解剖例において、心臓が自動運動を行っていた症例を、東京大学医学部法医学教室の正木信夫氏が報告しています。心臓は観察中に、自動運動を停止しました（稀有なる死体解剖例、『日本犯罪学雑誌』一四巻、一九四〇年、三〇六～三〇七頁）。

## ■家族からの臓器提供の承諾は、正当に得られていない

下記資料

Q25　三徴候死による死亡が宣告された直後の人に、即座に、どのようなことを行っても許されるのでしょうか

Q50　臓器移植に関する四つの権利とは何ですか。人権として認められるものですか

臓器提供をドナー候補者家族に説明する際に、日本臓器移植ネットワークは「ご家族の皆様に確認いただきたいこと」という文書を使っています。「6．心臓が停止した死後の腎臓提供について　(1)術前処置（カテーテルの挿入とヘパリンの注入）について」では、以下が記載されています。

**6．心臓が停止した死後の腎臓提供について**

(1)術前処置（カテーテルの挿入とヘパリンの注入）について

①カテーテルの挿入

心臓が停止した死後、腎臓に血液が流れない状態が続くと腎臓の機能は急激に悪化し、ご提供いただいても、移植ができなくなる場合があります。

そこで、脳死状態と診断された後、心臓が停止する前に大腿動脈および静脈（足のつけねの動脈と静脈）にカテーテルを留置しておき、心臓が停止した死後すぐに、このカテーテルから薬液を注入し、腎臓を内部から冷やすことにより、その機能を保護することが可能となります。

ご家族の承諾がいただければ、この処置をさせていただきます。なお、この処置は、心臓が停止する時期が近いと思われる時点で、主治医、摘出を行う医師、コーディネーター間で判断し、ご家族にお伝えした後に行います。処置に要する時間は通常一時間半程度です。

②ヘパリンの注入

心臓が停止し、血液の流れが止まってしまうと腎臓の中で血液が固まってしまい、移植ができなくなる場合があります。そのため、脳死状態と診断された後、心臓が停止する直前にヘパリンという薬剤を注入して血液が回まることを防ぎます。

この文書は、抗血液凝固剤ヘパリンは、脳内出血患者や外傷患者に出血を起こすため原則的に使わないこと、場合によっては致死的なために使わない薬剤であることを説明していません。

二〇〇六年の第二八回群馬移植研究会学術講演会では、群馬大学の脳外科医九名が連名で「コーディネーターのコーディネートが不完全で安心して任せられない、死体腎移植では法律の規定がなく主治医の判断が非難にさらされる可能性がある。その判断の中で特に腎臓保護の目的で出血性疾患にヘパリンを使用する事、……脳外科医としてはリスクばかりが増えてしまうので出来れば関わりたくない」と問題点を指摘しました（『北関東医学』五七巻一号、二〇〇七年、一一二頁）。

二〇一二年九月一四日、野田総理大臣は阿部知子衆議院議員が提出した「臓器移植医療に関する再質問」に対する答弁書のなかで「説明の際に使用する文書の記載や説明の仕方については、より適切な表現とするよう、ネットワークと検討していきたい」と答弁し、不適切な説明文書であることを認めました。ドナー候補者家族に、まともな説明が行われず、無効な家族の承諾の下に臓器が獲得されてきたことを示しています。

## ■法的「脳死」・臓器移植患者の一年以内死亡例（死亡までの期間の短い順）

下記資料　Q30　「移植を受ければ助かる、長生きできる」というのは本当ですか
Q50　臓器移植に関する四つの権利とは何ですか。人権として認められるものですか

二〇一〇年一二月二五日臓器提供、大阪大病院で肝臓移植を受けた一〇代女性は移植手術の途中で死亡
二〇一一年　七月三一日臓器提供、福岡大病院で両肺移植を受けた三〇代男性は二〇一一年八月一日死亡
二〇〇五年　三月　九日臓器提供、京都大病院で両肺移植を受けた五〇代男性は移植手術の当日に死亡
二〇〇六年　五月二六日臓器提供、岡山大病院で両肺移植を受けた四〇代女性は二〇〇六年　五月二七日死亡
二〇一〇年一二月一八日臓器提供、名古屋大病院で肝臓移植を受けた三〇代男性は二〇一〇年一二月二一日死亡
二〇一一年一一月　五日臓器提供、京都大病院で肝臓移植を受けた五〇代男性は二〇一一年一一月一三日死亡
二〇一〇年一〇月　三日臓器提供、岡山大病院で肝臓移植を受けた四〇代男性は二〇一〇年一〇月一二日死亡
二〇〇二年　八月三〇日臓器提供、京都大病院で肝臓移植を受けた二〇代男性は二〇〇二年　九月一〇日死亡
二〇〇二年一一月一〇日臓器提供、岡山大病院で両肺移植を受けた二〇代女性は二〇〇二年一二月　五日死亡
二〇〇〇年一一月　五日臓器提供、京都大病院で肝臓移植を受けた四〇代女性は二〇〇〇年一一月二〇日死亡
二〇〇四年　五月二〇日臓器提供、東北大病院で両肺移植を受けた五〇代男性は二〇〇四年　六月　七日死亡
二〇〇五年一一月二六日臓器提供、北海道大病院で肝臓移植を受けた五〇代女性は二〇〇五年一二月二六日死亡
二〇一〇年　九月一三日臓器提供、藤田保健衛生大病院で膵腎移植の四〇代女性は二〇一〇年一〇月一七日死亡
二〇一〇年　九月　二日臓器提供、東北大病院で両肺移植を受けた一〇代女性は二〇一〇年一〇月　八日死亡
二〇〇一年一一月　三日臓器提供、北海道大病院で肝臓移植を受けた二〇代女性は二〇〇一年一二月一一日死亡
二〇〇一年　三月一九日臓器提供、京都大病院で肝臓移植を受けた一〇代女性は二〇〇一年　五月二五日死亡
二〇〇四年一一月二〇日臓器提供、大阪大病院で心臓移植を受けた四〇代男性は二〇〇五年　三月二一日死亡
二〇〇六年　三月二一日臓器提供、京都大病院で両肺移植を受けた三〇代女性は二〇〇六年一〇月二四日死亡

二〇〇一年　一月二一日臓器提供、京都大病院で小腸移植を受けた　七歳女児は二〇〇一年　九月一一日死亡
二〇〇一年　七月二六日臓器提供、大阪大病院で右肺移植を受けた四〇代女性は二〇〇二年　三月二〇日死亡
二〇〇六年一〇月二七日臓器提供、福岡大病院で左肺移植を受けた三〇代男性は二〇〇七年七月中に死亡

## ■臓器の移植に関する法律の一部を改正する法律の概要（厚生労働省ホームページから）

下記資料＝Q36　二〇〇九年に改定された臓器移植法で何が変わったのですか

### 1．臓器摘出の要件の改正

移植術に使用するために臓器を摘出することができる場合を次の①又は②のいずれかとする。
①本人の書面による臓器提供の意思表示があった場合であって、遺族がこれを拒まないとき又は遺族がないとき。
②本人の臓器提供の意思が不明の場合であって、遺族がこれを書面により承諾するとき。

### 2．臓器摘出に係る脳死判定の要件の改正

移植に係る脳死判定を行うことができる場合を次の①又は②のいずれかとする。
①本人が
A　書面により臓器提供の意思表示をし、かつ、
B　脳死判定の拒否の意思表示をしている場合以外の場合
であって、家族が脳死判定を拒まないとき又は家族がないとき。
②本人について
A　臓器提供の意思が不明であり、かつ、
B　脳死判定の拒否の意思表示をしている場合以外の場合

であって、家族が脳死判定を行うことを書面により承諾するとき。

### 3．親族への優先提供

臓器提供の意思表示に併せて、書面により親族への臓器の優先提供の意思を表示することができることとする。

### 4．普及・啓発

国及び地方公共団体は、移植術に使用されるための臓器を死亡した後に提供する意思の有無を運転免許証及び医療保険の被保険者証等に記載することができることとする等、移植医療に関する啓発及び知識の普及に必要な施策を講ずるものとする。

### 5．検討

政府は、虐待を受けた児童が死亡した場合に当該児童から臓器が提供されることのないよう、移植医療に従事する者が児童に対し虐待が行われた疑いがあるかどうかを確認し、及びその疑いがある場合に適切に対応するための方策に関し検討を加え、その結果に基づいて必要な措置を講ずるものとする。

## ■国会での質問に対するA案提案者の答弁

下記資料１═ Q39　国会ではどんな議論があったのですか

質問①　なぜ脳死は人の死なのですか。

答弁：九二年の臨調答申はおおむね社会的に受容されていると答申しています。また最近の世論調査では、脳死は人の死と回答する割合が約六割に達しております。（〇九年五月二七日衆議院厚生労働委員会）

質問②　A案は脳死は一律に人の死とするものですか。

答弁：脳死が人の死であるのは、本案の場合も現行法と同じく、臓器移植に関する場合だけ適用されるものであり、一般の医療現場で一律に脳死を人の死にするものではありません。（参議院本会議A案趣旨説明、冨岡勉、〇九年六月二一日）

質問③　ではA案は、なぜ六条二項の「その身体から移植術に使用されるための臓器が摘出されることとなる者であって」の文言を削除したのですか。

答弁：削除したほうが提案者の考えによりふさわしい表現になるから。（〇九年五月二七日衆議院厚労委、河野太郎）／削除した場合も削除しない場合も変わらない。（七月七日参議院厚労委）

質問④　意思が不明の者の扱いは？

答弁：一番接していらっしゃるご遺族がご本人の生前の気持ちを忖度して決めていただくのがいいのではないか。（〇九年五月二七日衆議院厚労委、河野太郎）

答弁：臓器提供に関する意思表示がない場合は、臓器を提供したいという意思のみならず、臓器を提供したくないという意思もある場合がございます。このような場合、一律に臓器提供を否定することは必ずしも本人の意思の尊重につながらない場合もあります。（六月五日衆議院厚労委、中山太郎）

質問⑤　あとから拒否の意思がわかったときはどうするのか。

答弁：誰も責任を負わない。そういう事態にならないように努めます。臓器移植ネットワークに意思を登録したり、免許証や保険証に記載欄を設けます。（七月七日参議院厚労委、河野太郎）

質問⑥　臨床的脳死診断後、患者に負荷を加える「脳死判定」を受けることを本人の意思ではなく家族が決めることは問題ではないのか。

答弁：生体に少し侵襲を加える検査はたくさんあります。許される範囲内の生体侵襲だと考えています。（五月二七日衆議院厚労委、冨岡勉）

質問⑦　知的障害者など意思表示できない人は？

答弁：知的障害者をはじめとする意思表示ができないあるいはきわめて困難な方については法的脳死判定を見合わせるということにしておりますので、そうした方々は対象外になります。（七月七日参議院厚労委、

河野太郎）

質問⑧　臨床的脳死判断と法的脳死判定後の保険適用は継続されるのか。

答弁：臨床的脳死判定というのは脳死とは直接関係がない診断行為でございますので、臨床的脳死状態と診断をされてもまったく保険の適用については変わることはございません。法的脳死判定が行われて臓器の提供へ進むという場合にはレシピエントの方の保険の適用になります。それからもう一つは、法的脳死判定を受けて脳死と判定をされたけれども、ご遺族がやはり臓器の提供はしないというふうに意思表示を変えられたときも、現行法の附則で保険適用は継続するということになっておりまして、この附則には変更がございませんので、法的脳死判定で脳死と判定された以後も保険の適用は必要ならば適用されるということになっております。（七月七日参議院厚労委、河野太郎）

質問⑨　親族優先提供は臓器移植の公平性の原則に反するのではないか。

答弁：公平性に反するのではないかという批判は承知している。生活を共にするなかで強い信頼と情とをはぐくんできた家族には少しでも長く生きていてもらいたいと願うことは、人がもつ自然の心情として十分理解できます。このような心情は……考慮されてしかるべき……と考えております。また、本人意思の尊重という立場からすれば、自分の臓器の提供先の指定がいかなる場合にも認められないとするのは、やや硬直的な考え方ではないかと思います。さらに、親族への優先提供の意思表示を認めたとしても、これが臓器移植の公平性の原則を根本から否定するほどの重大な影響を及ぼすほどの数に上るとは考えられません。我々も、親族といっても一親等プラス配偶者程度、きわめて限られた親族に限定することを考えております。（七月七日参議院厚労委、山内康一）

質問⑩　被虐待児がドナーとならないシステムは？

答弁：児童虐待の現状を十分に踏まえたうえで医療現場に従事する者、児童虐待の専門家などの意見を参考にして早急に被虐待児からの臓器摘出を防止するための方策を考える必要があると考えております。（同）

（まとめ＝編者）

## ■A案成立——国会審議の経緯

下記資料2 Q39 国会ではどんな議論があったのですか

九二年 臨時脳死及び臓器移植調査会（脳死臨調）答申
九四年 臓器移植法中山案提出（遺族の書面による承諾で脳死からの臓器摘出）
九六年 中山修正案提出（脳死は死として、本人の書面による意思表示と遺族の承諾）
九七年 参議院で再修正（猪熊案－臓器移植に限り脳死を死、本人の書面による意思と家族の承諾）——現行「臓器移植法」成立

○六年 三月三一日 A案提出（河野太郎・福島豊他）
同日 B案提出（斎藤鉄夫・阿部俊子他）
○七年一一月 七日 衆議院厚生労働委員会臓器の移植に関する法律の一部を改正する法律案審査小委員会設置
○七年一二月一一日 C案提出（金田誠一・阿部知子・枝野幸男他）
同日 小委員会参考人質疑（参考人：野村祐之・寺岡慧・清野佳紀・加藤高志・町野朔・島薗進・井手政子）
○八年 六月 三日 小委員会参考人質疑（参考人：見目政隆・中村暁美・福嶌教偉・杉本健郎・井田良・稲貴夫）
○八年 六月一〇日 小委員会参考人質疑（参考人：ルーク・ノエル）
○九年 四月二一日 小委員会参考人質疑（参考人：横田裕行・光石忠敬・雨宮浩・田中英高・青山茂利・斎藤謙次）
○九年 五月一五日 D案提出（根本匠・岡本充功他）

○九年　五月二七日　厚生労働委員会で臓器移植法改正四案に対する質疑
○九年　六月　五日　厚生労働委員会で質疑
○九年　六月　九日　衆議院本会議に中間報告
○九年　六月一六日　衆議院本会議で討論（各案支持議員四名による意見表明）
○九年　六月一八日　衆議院本会議でA案可決
○九年　六月二六日　参議院本会議でA案（冨岡勉）とE案（川田龍平）趣旨説明
○九年　六月三〇日　参議院厚生労働委員会にA案とE案提出（森ゆう子・千葉恵子・田中康夫他）
午後、政府委員と脳死下での臓器提供事例に係る検証会議座長（藤原研司）から説明・質疑
○九年　七月　二日　参議院厚生労働委員会参考人質疑（参考人：加藤高志・木下勝之・有賀徹・大久保通方・寺岡慧・横田俊平・篠崎尚史・柳田邦男）
○九年　七月　六日　参考人質疑（参考人：宍野史生・宮本高宏・井手政子・小林英司・谷澤隆邦・島崎修次・櫛島次郎・町野朔）
○九年　七月　七日　午前：参考人質疑（参考人：高橋和子・高原史郎・森岡正博・米本昌平）
午後：質疑
○九年　七月　九日　参議院厚生労働委員会質疑、A'案提出（西島英利・谷博之・南野智恵子他）
○九年　七月一〇日　参議院本会議に中間報告及び意見表明
○九年　七月一三日　参議院本会議でA案可決・成立

（作成＝編者）

# おわりに

この本を執筆中の二〇一一年四月一二日、日本臓器移植ネットワークは、「関東甲信越地方の病院で交通事故による頭部外傷の治療を受けていた一〇歳以上一五歳未満の男児が、家族の承諾により、改正臓器移植法に基づく脳死と判定された」と発表しました。それは、東京電力福島第一原子力発電所の事故の暫定評価が最悪の「レベル7」に引き上げられた同日のことで、大ニュースに隠れるように淡々と報じられたのでした。

日本臓器移植ネットワークは、記者会見で、ドナーとなる少年が小学生か中学生かも、提供病院名も、交通事故と発表された事故がいつどのように起きたのかも、少年への救命治療の内容や臓器を提供するに至った経緯も、何も明らかにしませんでした。その徹底した情報非開示のあり様は、原発事故の情報隠しと同じだという批判がなされたほどです。

事実が伏せられるなか、四月二一日発行の『週刊文春』が「初の子ども脳死移植〝少年〟は事故死ではなく自殺だった!?」と報じたのです。私たちは大きなショックを受け、記事の真否を厚生労働省臓器移植対策室に問いました。それに対して、担当官は「自殺かどうか、否定も肯定もしない。たとえ自殺であったとしても法律上は何の問題もない」と言い放っています。

確かに、親族優先提供以外は、自殺者からの臓器提供は禁止されていません。しかし、「始業式の日に中学生が自殺」という事件があれば、いじめはなかったのか、家庭や学校生活のなかで何があったのかと、自殺にまで追い込まれた少年の気持ちを慮り、その原因を調べるのが人としての務めです。それなのに、臓器提供が行われると、ドナーやドナー家族のプライバシー保護という理由で、学校名も年齢も氏名もすべてが伏せられ、何の調査も行われません。真実は覆い隠されてしまうのです。

今日、自殺者は年間三万人を、児童虐待相談件数は五万件を超え、大きな社会問題になっています。児童虐待や自殺が増える社会は健全とは言えません。とくに思春期の子どもの自殺は、憂慮されるべき重大な問題です。臓器提供が、結果として、自殺の原因究明や問題解決を阻むことになるなら、悲しい事件は跡を絶たないでしょう。逆に「苦しみから逃れるために臓器を提供して死のう」と、自殺を誘発する原因になるかもしれません。

心理的虐待も考えられる一八歳未満の子どもの自殺者からの臓器提供は、親族優先提供での自殺者の扱いと同様に、禁止するべきではないでしょうか。

また、家族承諾第一例目（二〇一〇年八月九日）の検証報告が、九か月後の二〇一一年五月に公開されましたが、これによると、当時二〇代の学生ドナーが脳死に至った直接の原因は「全身麻酔下での手術中に起きた脂肪塞栓症候群によるびまん性脳腫脹」と書かれています。しかし日本臓器移植ネットワークの発表は、「脳死の原因疾患は交通外傷」のままで、訂正もされていません。

臓器移植推進に不利な情報は公開しない、あるいは不正確な情報を発表するという公表のあり方は、私たち市民を真実から遠ざけ、適切な議論の妨げにもなり、不信感をあおることにもなります。改善を強く求めていきたいと思います。

三月一一日に発生した東日本大震災の地震と津波による甚大な被害は、私たちに言葉を失わせました。二万人と言われる亡くなられた一人一人の命と人生が、近親者の心のなかに、凝縮されて遺されているのだと思います。

四月の初めのことでした。あるお母さんのことがメール上で伝えられました。海の近くに居住し、臨月の身重で、人工呼吸器をつけた重度障害の長男と三歳の二男を自宅で育てておられたそうです。津波が来て、お子さん二人とお母さんが流されました。

発信してくださった医師は、「母親は子ども二人を抱きかかえたまま離さず、流されてお亡くなりになりました。（中略）生まれてきた命にはすべて同じ価値がある、そんなことを言う資格は私にはありません。それを実践された家族にのみ許された言葉だと思います」と書かれていました。

そして、お父さんが語られた言葉が続いていました。

「NICU入院中はかなり厳しい経過もありましたが、助けていただいて、ありがとうございました。生まれたときは、足が震えて、〝この子からは、子どもをもった喜びは、もらえないのではないか〟と感じた、でも、この子を中心に家族がまとまることができました。健常な赤ちゃんを育てただけでは得られない幸せを感じています。この子を育てることができたことに感謝し、母親を尊敬しています」と。

動ける子どもだけを連れて逃げることはできない。重度障害の長男と小さな二男、おなかの子ども、最後まで子どもたちを抱えて離さなかったお母さんの姿を思い、津波で一度に家族を失いながら、やっと遺体に対面できたお父さんが「母親を尊敬している」と話されたこと、そして「このことを知って何かを感じてほしい」と発信された小児科医のお気持ちにも、私たちは深い感銘を受けたのです。

私たちはこの本のなかで、救命救急医療が整備されれば脳死に至らない患者が大勢いること、脳死になっても長く生存する患者もいること、脳死判定は不確実で回復した人もいることなど、公表されている資料や文献に基づき、事実を記してきました。

今回の少年からの脳死下臓器摘出だけでなく、脳死や臓器移植の本当の姿は、私たち国民には知らされていません。情報が隠されるなかで、〝臓器提供は人助け〟という宣伝だけが聞こえてきます。

　脳死は人の死ではありません。死んでいない者の命を絶つ権利は誰にもありません。命に価値をつけ、秤にかけて、どちらかの命を選択することもできません。こう考える私たちは、二〇〇九年一〇月、〈臓器移植法を問い直す市民ネットワーク〉を立ち上げました。そして、次の三つの共通の立場を掲げて市民活動を続けています。

　第一に、脳死は人の死ではない
　第二に、脳死からの臓器移植に反対する
　第三に、臓器移植以外の治療法の研究・確立を求めていく

　当会には、「脳死に近い状態」と診断された子どもの家族、人工呼吸器をつけた子の親、交通事故で家族を亡くした遺族、障害者団体・消費者団体・患者団体・宗教団体の方、医療従事者、主婦、学生などが参加しています。

　本書の執筆は、当会事務局メンバーが担当いたしましたが、これまでに会に寄せられた脳死状態と診断された子どものお母さんや患者団体の方からのメッセージ、および写真の提供など、多くのご協力をいただきました。

最後にこの本の出版にあたって、お忙しいなか、監修をしていただいた山口研一郎医師には、的確なご指摘をいただき、心よりお礼申し上げます。また海鳴社の神谷万喜子さんには、遅れがちの原稿を気長にお待ちいただき、丁寧な編集もしていただきました。感謝申し上げます。

安全だと言われつづけた原子力発電所が、「想定外」の事故を起こしました。科学技術の発達は安易な効率性の追求という目的と結びついたとき、人々の生活の安全や命を脅かすことがあります。脳死・臓器移植問題でもまさにそうしたことが起きていると言えるでしょう。私たちは、効率という尺度で切り捨てるのではなく、倫理的な作法をもって〝いのち〟に向き合い、どんな〝いのち〟も大切にされる社会の実現のために努力していきたいと思います。

二〇一一年九月

臓器移植法を問い直す市民ネットワーク

編・著者一同

～「臓器移植法を問い直す市民ネットワーク」とは～

▼臓器移植法改定後の2009年10月、「脳死は人の死ではない」「脳死からの臓器移植に反対する」「臓器移植以外の治療法の研究・確立を求めて行く」という三つの共通の立場を掲げて結成した市民連絡会です。

▼「脳死に近い状態」と診断された子どもの家族、人工呼吸器をつけた子の親、交通事故で家族を亡くした遺族、障害者団体・消費者団体・患者団体・宗教団体の方、医療従事者、主婦、学生などが参加しています。

▼本書の執筆は以下のメンバーが担当しました。

川見公子（当会事務局長）
守田憲二（事務局世話人）
大塚孝司（同、人工呼吸器をつけた子の親の会＜バクバクの会＞会長）
古賀典夫（同、脳死・臓器移植に反対する市民会議会員）
岡本隆吉（「脳死」・臓器移植に反対する関西市民の会代表）
西河内靖泰（全国肝臓病患者連合会会長）

▼連絡先
〒169-0051　東京都新宿区西早稲田1-9-19-207
日本消費者連盟気付
携帯電話　080（6532）0916
e-mail: abdcnet@gmail.com　URL: http://pub.ne.jp/abdnet/

---

＜本書テキストデータの提供＞

本書をご購入いただいた方のうち、視覚障害その他の理由で、印刷媒体による本書のご利用が困難な方に、本書のテキストデータを提供いたします。下のテキストデータ引換券（コピー不可）とメールアドレスを明記したものを、下記の住所までお送りください。データはメールによるファイル添付の形でお送りいたします。個人使用目的以外の利用および営利目的の利用はかたくお断りいたします。

■送付先
〒169-0051　東京都新宿区西早稲田1-9-19-207　日本消費者連盟気付
臓器移植法を問い直す市民ネットワーク　テキストデータ係

キリトリ線

脳死・臓器移植 Q&A50
【テキストデータ引換券】

監修者：山口研一郎（やまぐち　けんいちろう）
やまぐちクリニック院長。現代医療を考える会代表。脳神経外科医として、これまで多くの著作で脳死・臓器移植を告発。2010年『生命（いのち）——人体リサイクル時代を迎えて』（緑風出版）を編著。

編著者：臓器移植法を問い直す市民ネットワーク

脳死・臓器移植 Q&A50 —— ドナーの立場で“いのち”を考える

2011年10月20日　第1刷発行
2013年　3月15日　第2刷発行

発行所：㈱海　鳴　社　　http://www.kaimeisha.com/

〒101-0065 東京都千代田区西神田 2-4-6
Tel : 03-3262-1967　Fax : 03-3234-3643
E メール : kaimei@d8.dion.ne.jp
振替口座 : 00190-3-31709

発　行　人：辻　　信行
組　　　版：海　鳴　社
印刷・製本：モリモト印刷



出版社コード：1097

ISBN 978-4-87525-284-9